KYT用DVD付

転倒・転落防止
パーフェクトマニュアル

編著 杉山 良子
パラマウントベッド株式会社技術開発本部主席研究員

Gakken

■編集
　杉山良子　　　　　パラマウントベッド株式会社技術開発本部主席研究員

■執筆者（執筆順）
　杉山良子　　　（前掲）
　黒川美知代　　　武蔵野赤十字病院医療安全推進室専従リスクマネジャー
　藤ヶ﨑浩人　　　東京都立墨東病院神経内科
　鈴木瑞奈　　　　武蔵野赤十字病院薬剤部
　谷杉裕代　　　　武蔵野赤十字病院看護師長
　杢代馨香　　　　武蔵野赤十字病院看護師長

■編集担当
　黒田周作
■編集協力
　石山神子／小畑明夫
■表紙・カバーデザイン・ブックデザイン・DVD レーベルデザイン
　青木　隆
■本文イラスト
　西脇けい子／㈱日本グラフィックス
■DTP
　㈱センターメディア
■ムービー制作
　梶田庸介／三原聡子
■ムービー撮影
　㈱cubo
■DVD オーサリング
　㈱ジェーディーイー
■撮影協力
　武蔵野赤十字病院

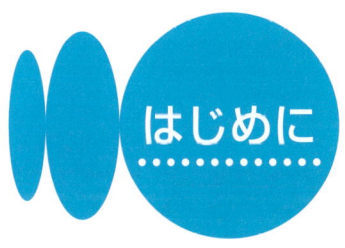
はじめに

　転倒・転落事故防止は，私たち看護師がこれからもずっと取り組んでいく課題です．だからこそ，どんな困難があっても前向きに取り組んでいかねばなりません．

　臨床での多職種チームでの活動を超えて，患者の治療環境全体としての問題，すなわち，施設設備の構造やそのあり方，さらにベッド自体やその周囲のモノとしての問題，看護体制など管理上の問題等々，考えれば山積みの課題があります．

　しかし，患者安全を軸足にして，どんなに小さなことであっても，1つずつ改善していくことが求められます．転倒・転落事故防止は患者安全の基本的事項といっても過言ではありません．

　わが国では，臨床評価を選定し，病院の臨床データから医療の「質」評価を行うことを推奨しはじめています．入院患者の転倒・転落事故発生率は，医療の「質」評価のアウトカム評価として用いられています．アウトカム評価のみでなく，転倒・転落事故防止へのプロセス評価についても研究を進めていき，プロセスとアウトカムの両評価がなされていくことが重要ではないでしょうか．なお，プロセス評価のなかに，抑制率の項目があります．

　本書では，患者行動やその看護対応におけるプロセスを考え続けることに焦点をあてた編集を心がけました．転倒・転落の実態やその対応を，自施設での転倒・転落事故防止の取り組みとして進めていくうえでの参考としていただければ幸いです．そして，さらにベストプラクティスとしての活動成果が生まれていくことを願ってやみません．

　最後に，本書発刊にあたりご協力いただきました，皆様方には心からお礼申し上げます．

2012 年 6 月

　　　　　　　　　　　　　　　　　　　　　　　　　　　　杉山　良子

転倒・転落防止
パーフェクトマニュアル

CONTENTS

CHAPTER 1 　転倒・転落事故の考え方

SECTION 1 　転倒・転落事故とは ……………………………… 杉山　良子　2
転倒・転落事故・3

SECTION 2 　転倒・転落事故の発生構造と要因 ………………… 杉山　良子　5
転倒・転落事故の発生構造と要因・5／事故要因の特定化・8／
転倒・転落事故発生状況の把握・9／事故分析・12

CHAPTER 2 　転倒・転落における患者のハイリスク要因

SECTION 1 　高齢者の加齢による身体能力の変化
　　　　　　　………………………………………… 黒川美知代, 杉山　良子　18
身体機能の変化・18

SECTION 2 　病態ごとの転倒・転落の要因 ……………………… 藤ヶ﨑浩人　20
病態によらない転倒・転落要因・20／病態による転倒・転落要因・22

SECTION 3 　薬物が要因となる転倒・転落 ……………………… 鈴木　瑞奈　30
リスクとなる薬物と転倒・転落との関連・30／
転倒・転落事故に注意を要する薬物・32／
転倒・転落後に健康被害を及ぼす可能性のある薬物・38／
出血傾向をきたす薬物・39

CHAPTER 3 　危険性の予測─アセスメントシートの活用

SECTION 1 　転倒・転落アセスメントシートとは
　　　　　　　………………………………………… 杉山　良子, 谷杉　裕代　42
アセスメントシートの目的（杉山　良子）・42／
アセスメントシートの動向（谷杉　裕代）・43

SECTION 2 　独自アセスメントシートの作成 …………………… 谷杉　裕代　45
スコア化のために・45／アセスメントシートの作成・46

SECTION 3 　アセスメントシートの活用と今後 ………………… 谷杉　裕代　53
アセスメントシートの適用基準・53／アセスメントシートの適用手順・54／
アセスメントシートの適用結果・55／患者要因の検証と追究・56／
今後に向けて・56

CHAPTER 4 転倒・転落防止対策のシステムアプローチ

SECTION 1　看護計画の立案 …………………………杉山　良子　60
転倒・転落防止対策のシステムアプローチ・60／転倒防止看護計画・61／
記載内容の基準とポイント・61／転倒防止看護計画書の作成・62

SECTION 2　転倒・転落防止対策の実際 ………………黒川美知代　68
1）転倒・転落防止対策の実施・68
　　転倒・転落防止対策のシステムフロー・68／転倒防止看護計画の効果・70
　　転倒防止看護計画適用によるメリット・71／転倒防止看護計画の課題・72
2）入院時オリエンテーション・76
　　オリエンテーションのポイント・76／転倒・転落アセスメントシートの記入・77
3）やむなく転倒・転落が起きた場合の対応・79
　　頭部打撲時の対応・79
4）転倒・転落防止と身体抑制について・82
　　正しく身体抑制は行われているか・82／身体抑制はやめるべきなのか・83／
　　患者の行動には必ず意味がある・83／転倒・転落事故防止マニュアルの改訂・83

SECTION 3　転倒・転落事故低減の推進 ………黒川美知代, 杢代　馨香　86
対策の考え方と具体例　（黒川美知代）・86／
転倒・転落事故低減の実際　（黒川美知代）・89／
対策立案ツールの検証と管理　（黒川美知代）・91／
外来での転倒・転落事故低減の実際　（杢代　馨香）・93

CHAPTER 5 事例で考える転倒・転落事故と対策

SECTION 1　事例で考える転倒・転落事故

事例 1	睡眠薬の影響で転倒，大腿骨頸部骨折 ………………黒川美知代　96
事例 2	シャワー浴中に貧血のため転倒 ………………………谷杉　裕代　99
事例 3	他職種との情報共有不足による転倒 …………………黒川美知代　102
事例 4	トイレ歩行時ベッドサイドで転倒 ……………………谷杉　裕代　105
事例 5	外来処置室で立ちくらみのため転倒 …………………杢代　馨香　108

| SECTION 2 | **院内での対策の具体例** ······ 黒川美知代 **110**
物的対策を組み込んだ病床環境調整について・110／
ベッド周りに関連した対策の実際・111／離床センサなど・113／
車椅子用センサ・117／ケアの工夫・118／
転倒・転落緩和策，予防策・118／患者情報の共有について・119

CHAPTER 6　KYT（危険予知トレーニング）の導入

| SECTION 1 | **KYT とは** ······ 杉山　良子 **124**
KY 活動について・124／転倒・転落への KYT の適用理由・125
事故防止に向けた効果・126／病院における KYT の方法・127
KYT の適用例・129／新人看護師に対する KYT・131

| SECTION 2 | **映像による KYT** ······ 杉山　良子 **133**

CHAPTER 7　転倒・転落事故とその対応を看護の視点で考える

| SECTION 1 | **転倒・転落事故における法的責任と判例について**
······ 杉山　良子 **138**
看護師に課せられる注意義務・138／
看護の視点から問題点を明らかにする・141

COLUMN
多変量解析と数量化Ⅱ類 ······ 52
幼児の入院時オリエンテーション ······ 78
転倒予防くつ下の効果 ······ 122
トイレの工夫 ······ 122
KYT の目的は「間違い探し」「危険当てクイズ」ではない ······ 135

INDEX ······ 143

CHAPTER 1

転倒・転落事故の考え方

SECTION 1
転倒・転落事故とは

SECTION 2
転倒・転落事故の発生構造と要因

CHAPTER 1 転倒・転落事故の考え方

SECTION 1 転倒・転落事故とは

> **Key Point**
> ◆ 医療現場で発生する医療事故の1つである転倒・転落事故は，医療施設において大きく問題視されている．
> ◆ しかし，転倒・転落事故防止での効果的な対策が見出せないことが，医療関係者，とくに看護師のジレンマともなっている．
> ◆ 患者・家族だけでなく，医療関係者にとっても，転倒・転落事故によるデメリットは大きい．
> ◆ 非プロセス型の事故である転倒・転落事故は，医療提供側の対応策のみでは効果を期待できない．
> ◆ 医療関係者のみならず，患者やその家族を巻き込んだうえで，転倒・転落への引き金となる危険要因の回避をはからねばならない．

MEMO 1　NDP：National Demonstration Project on TQM for Health（医療のTQM実証プロジェクト）の略．TQMは，total quality management（総合的品質管理）の略．病院と品質管理専門家の緊密な協力により，病院医療において患者本位の質を確立し，継続的に向上させるための質保証システムと，組織的質管理のありかたのモデルを構築することをめざす．ボランティア・プロジェクトである．

はじめに

- 「転倒」を辞書（広辞苑第六版）で引くと，「さかさになること，ひっくりかえること」とある．また，「転落」は「ころげおちること」とある．英語圏では，転倒と転落の区別語はなく「Falls」という．
- 「転倒」と「転落」を区別しているところもある．たとえば，NDP（MEMO 1）の転倒・転落グループでは，次のように定義している．
  - ・転倒：自分の意志に反してバランスを崩してしまい，足底以外の身体の一部が地面または床面についた状態
  - ・転落：高低差のあるところから転がり落ちること
- 事故の意味は，一般に，思いがけず生じた悪い出来事，あるいは物事の正常な活動・進行を妨げる不慮の事態，といわれている．事故には，交通事故，医療事故，原発事故，ガス爆発事故，航空機事故などさまざまなものがあるが，これらは事故の発生場面における種類分けである．
- 転倒・転落事故は，いつでも・誰にでも・どこでも無制限に発生する事故であり，しかも大部分が自損事故である．
- 医療施設で発生する転倒・転落事故は，大きく問題視されており，深刻で

ある．その理由には，以下のことがあげられる．
①事故件数が非常に多いこと
②当事者である患者に及ぼす影響が大きく，一過性ではなくその後の生活の「質」を崩すことになってしまうこと
③入院患者には高齢者の占める割合がますます大きくなっていること
● 医療者においては，効果的な対策が見出せずにいる．
● 転倒・転落事故をゼロにすることはできないと再認識する必要がある．しかし，転倒・転落事故を不可抗力としてはならない．かぎりなくゼロに近づけるための取り組み，挑戦を続けていくことが大切である．

転倒・転落事故

■ 非プロセス型の事故

● 転倒・転落事故は，与薬事故とは性質が異なる．
● 与薬事故は，主として看護師などの医療提供側によるプロセス上での行為のミスに起因している．正しく与薬業務を行うためには，医師の指示する情報（情報のプロセス）を看護師が正しく理解し，それに基づいて薬などの正しいモノ（モノのプロセス）を準備し，注射などの正しい処置方法で与薬する（処置のプロセス）ことが必要となる．与薬ミスはこのプロセスのいずれかにおいて発生するといえる．
● 与薬ミスを低減させるには，ミスが発生したプロセスを把握し，このプロセスを医療提供側が改善することが重要である．このように，与薬事故はプロセス型の事故（MEMO 2）といえる．
● 一方，転倒・転落事故は，注射や処置などの医療行為とは直接関係しない事故である．いわゆる注射や処置という行為を遂行するプロセスはない．医療提供側によるプロセス自体が存在しないことから，非プロセス型の事故（MEMO 2）といえる．
● このように転倒・転落事故対策は，医療提供側のプロセスの改善のみでは効果を望むことはできない．転倒・転落事故をすこしでも減らしていくためには，「転倒・転落事故件数を低減していくこと」と，「事故による影響を少なくしていくこと」の両方を実現していくことが必要である．
● 医師や看護師，薬剤師，理学療法士などのチームとしての医療関係者のみならず，患者やその家族を巻き込んだうえで，さまざまな要因，つまり，転倒・転落への引き金となる危険要因への対応策をはからねばならない．

■ 事故によるデメリット

● 転倒・転落は，多くの高齢者が直面している深刻な問題となっている．それは，生活の「質」を根底から崩すことになるからである．転倒・転落は外傷や骨折につながる可能性があり，生命への危険をもたらすこともある．

MEMO 2 プロセス型の事故：看護師の医療行為によって起こりうる事故．事故が発生したプロセスを把握し，医療提供側が改善する／例：与薬事故など
非プロセス型の事故：医療行為とは直接関係しない事故．医療提供者側によるプロセス自体が存在せず，患者側の要因によって起こる／例：転倒・転落事故など

> **MEMO 3**
> 転倒後不安症候群：転倒・転落事故を経験したことにより，自信を喪失し，歩行に不安をいだき，日常の活動性が低下したり，活動範囲が狭くなったりする病的症状

- 転倒・転落に伴う骨折は体動を困難にし，寝たきりとなり，また，順調に治療が終了したとしても，後遺症や日常生活での世話や介護など家族間の問題や，社会的な問題を残すこともまれではない．
- 現在，病院や施設において転倒・転落事故が大きな問題となっているのは，事故件数が多いことだけではない．患者・家族など医療受容側と医療提供側双方にとって，転倒・転落事故がもたらすデメリットは計り知れない．
- 患者・家族に及ぼすデメリットには，以下のようなものがある．
  - 患者が外傷や骨折などの深刻な身体的影響を受け，最悪の場合は，寝たきりや死亡につながる．
  - 患者への影響の大きさによっては入院が長期化し，家族への負担も増す．
  - 患者に転倒後不安症候群（MEMO 3）が出現し，歩行への自信喪失や活動低下をきたし，ますます足腰の筋力が低下し，社会復帰できなくなる．
- 医療関係者および病院，施設に及ぼす主なデメリットには，以下のものがある．
  - 転倒・転落事故が発生することで，患者・家族にケア上の不信感を与える．
  - 医療関係者自身も落胆し，自身が罪悪感にさいなまれる．
  - 大きな身体的影響を与えた場合，管理責任を問われ，患者の経済的負担を肩代わりすることもある．
- 転倒・転落事故は決して一過性ではなく，その後の生活を左右するものとなることを肝に銘じなければならない．

高齢者にとって深刻な問題

- 欧米においても，高齢者の転倒・転落は深刻な問題となっている．米国および英国の老年医学会は調査結果から，転倒防止ガイドラインを2001年に報告書[1]として出している．
- 社会生活を営んでいる健康な人であっても，65歳以上の35～40％が1年間のうちに一度は転倒するといわれている．病院や自宅で介護を受けている人においては，さらに転倒する割合は高くなる．
- また，転倒した人の約5％は病院での治療が必要になっているといわれている．高齢者においては，骨粗鬆症により骨の強度が低下し，骨折しやすい状況にある．転倒による大腿骨頸部骨折や脊椎骨折の頻度が高い．
- 米国では不慮の事故による死亡は，死因別では心血管障害，悪性新生物，脳血管障害，肺障害に次ぐ第5位である．不慮の事故死全体の3分の2が転倒によるものであり，そのうちの75％は65歳以上である．転倒による死亡は，65歳以上の死亡の13％に該当すると，驚くべき事実が報じられている[1]．

引用・参考文献

1) Guideline for the Prevention of Falls in Older Persons : American Geriatrics Society, British Geriatrics Society, and American Academy of Orthopaedic Surgeons Panel on Falls Prevention．JAGS 49：664～672, 2001.

CHAPTER ① 転倒・転落事故の考え方

SECTION 2

転倒・転落事故の発生構造と要因

Key Point

- ◆ 事故要因に関してはさまざまな研究がなされているが，ここではヒューマンファクター工学のm-SHELモデルを利用して事故の背後要因を探ってみる．
- ◆ 環境，ソフト，管理要因の事故を防ぐことは施設全体としてはもちろんのこと，事故低減のためには患者の個別要因に着目した対策が必要である．
- ◆ そのため，転倒・転落事故のメカニズムを知り，事故分析のための使いやすい事故報告書を作成する．

転倒・転落事故の発生構造と要因

発生構造

- 病院内において転倒・転落事故を防ぐには，患者が動くことをみとめながら，それに対して効率的かつ効果的に事故防止対策を実施していくことにある．
- しかし，医療現場では転倒・転落事故は慢性的に発生しており，看護スタッフはそのことにジレンマを感じている．"こうしておけばよかった"と思い，自責の念をいだいている．こうしておけばという前に，事故の発生構造についての把握はできているであろうか．
- 転倒・転落事故が発生した状況について把握し，構造化をしておくことが，対策をとっていくうえでも必要となってくる．
- 以下のような2つの例がある．
  A：砂利道を，75歳の男性が小走りしている．
  B：コンクリート舗装された道路を，24歳の男性がゆっくりと歩いている．
- 示された条件以外は全く同一であると仮定すると，転倒事故が起きやすいのはAとBどちらであろうか？
- すべての状況において，Aのほうが転倒・転落事故を起こしやすいのは容易に想像できる．しかし，転倒・転落事故要因はそれぞれ全く異なる．

Aの例では，
状況1：小走りという「行動」が，事故の要因となる．
状況2：75歳男子は24歳男子に比べて筋力の低下があるという「動作能力」が事故の要因となる．
状況3：砂利道，という「環境」が事故の要因である．
- このように，転倒・転落事故の発生に影響を与える要因はその状況によってさまざまである．しかも，ここでは要因を1つずつと仮定したからであるが，現実の転倒事故の発生要因は1つではなく複数存在し，それらが互いに影響し合っているといえる．

▶ 転倒・転落の要因

- 医療の現場で考えてみよう．

① 患者の「行動」要因

- 転倒・転落事故は，患者が動くことによって発生する．つまり，事故発生の第一歩が患者の行動となる．患者がなんらかの目的で身体を動かすことである．

② 患者の「動作能力」要因

- 患者が行動を起こしてもその行動を達成できるような能力があれば事故は発生しない．つまり行動の達成能力が不足していると事故は発生する．
- 動作能力低下要因（MEMO 1）としては，患者の内的要因，すなわち身体機能の低下や疾患，視力や聴力の感覚，服用している薬物，さらに患者症状としての「疼痛がある」「発熱している」などの要因をあげることができる．
- ①と②は患者の内的要因である．転倒・転落そのものは，滑る，つまずく，ふらつく，よろける，落下する，ぶつかるといった人間の行動によって，直接的には発生する．患者の疾患自体や使用している薬物がこのような転倒の起因因子となったり，ハイリスク因子となっていることがある．

③ 患者の置かれた「環境」

- 動作能力は，患者行動に内的に影響を与えるものである．これに対して，患者の行動に外的に影響を与えるものもある．
- たとえば，寝衣やスリッパなど身につけているものは患者の行動に影響を与える．一方，廊下の段差や器具のコードなどに引っかかった場合にも，患者の行動に影響を与えることとなる．外的に影響を与えるものを患者の置かれた「環境」としてとらえていくことにする．病院は床の材質や照明など，自宅とは異なる設備的状況下にある．
- ところで，患者の転倒・転落リスク（表1）は，これら「患者の行動」「患者の動作能力」「患者の置かれた環境」によって変化する．環境によるリスクには2種類ある．ある1つの行動をとった際に，その行動に影響を与える環境と，あらゆる行動に影響を与える環境がある．
- 前者を突発的な環境，後者を定常的な環境としてみていく．例をあげると，

MEMO 1
動作能力低下要因：動作能力は患者行動に内的に影響を与えるもので，要因として以下のことがあげられる．
・身体機能の低下
・疾患
・視力や聴力の感覚
・服用している薬物
・疼痛がある
・発熱している

表1 転倒・転落リスク

①患者の行動	患者が動くことで事故発生
②患者の動作能力	行動の達成能力不足で事故発生
③患者の置かれた環境	突発的な環境：その行動に影響を与える環境（濡れていたため滑って転倒した／濡れた床は「歩いた」という行動のみに影響を与えた突発的な環境である）
	定常的な環境：あらゆる行動に影響を与える環境（パジャマは常に身につけているもので，どんな行動にも影響する定常的な環境）

パジャマは常に身につけているものであり，どんな行動にも影響する．つまり定常的な環境となる．
- それに対して，床が濡れていてそこで滑って転倒したという事故においては，濡れた床は「歩いた」という行動のみに影響を与えたものであり突発的な環境である．
- 医療現場では，患者個別の要因である「行動」および「動作能力」の内的要因と環境要因の外的要因が複雑に重なり合って発生している．
- さらに管理的要因（人的管理体制，教育）が加わっていることにも着目する必要がある．

■ 療養環境と転倒・転落の環境要因

- 環境の基本設定は，①もの：療養に関する機器・用具など，②しつらえ：ものを包括した環境づくり，③建築：材料，空間規模，光環境などである．
- 病院という治療・療養の場の特徴としてみていくと，①では補助具，衣服などを含むあらゆる環境因子（ハード面）となる．②には，ケア方法などのスタッフ教育，ナースコール，介助方法，看護師の見守りなど（ソフト面）や管理要因が考えられる．③では，床材，段差や滑り具合，照明，廊下の手すり，扉，トイレ設備などがある（**表2**）．
- 転倒・転落のリスク要因を把握し防止していくには，**図1**のように重複し

表2 転倒・転落の環境要因と特徴

	環境	病院（治療・療養の場）における特徴
①	もの：療養に関する機器，用具　など	ハード面：補助具，衣服などを含むあらゆる環境因子
		例：ベッド本体，ベッド配置，ベッド柵（サイドレール），ポータブルトイレ，スリッパ，杖，車椅子など多岐に及ぶ
②	しつらえ：ものを包括した環境づくり　など	ソフト面：ケア方法などのスタッフ教育，ナースコール，介助方法，看護師の見守り　など
		管理要因
③	建築：材料，空間規模，光環境　など	床材，段差や滑り具合，照明，廊下の手すり，扉，トイレ設備　など

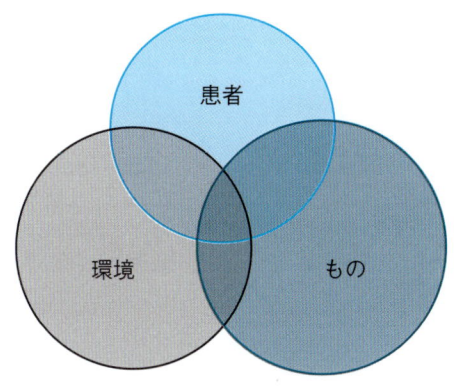

図1 転倒・転落の危険因子

- ている部分をとくに吟味することが重要となる．
- **図2**は武蔵野赤十字病院における転倒・転落の実態を調べた結果である．
- 事故のきっかけとなる患者行動は，排泄前後が最も多い．事故の発生場所としては圧倒的にベッドサイドである．
- 環境要因にベッド本体の問題がある．現在では，転倒・転落予防を目的にした低床ベッドが一般的となっている．
- 次にトイレ設備の問題である．ベッドまわりやトイレでは立ち上がるという行動が必要であり，その際の動作能力を補助し，転倒・転落リスクを回避するための器具やシステム設備の開発が行われてきた．
- とくにトイレは閉鎖個室となるため，あらゆる角度から安全使用のための改良が行われてきた経緯がある．

事故要因の特定化

- 医療現場では，高齢化に伴う身体機能の変化と多くの病的要因や環境要因の相互作用の結果として転倒・転落は発生する．転倒・転落事故という結果に至る危険要因，すなわち，リスクファクターを特定化することが必要である．
- 事故要因に関してはさまざまな研究がなされており，いくつかの分類方法がある．そのなかの多くが，加齢に伴う機能低下などの内的要因と，病院内における環境整備などの外的要因の2つに分けられている．
- しかし，この2つでは大まかすぎるので，ヒューマンファクター工学（**MEMO 2**）のm-SHEL（エムシェル）モデル（**図3**）を活用している．

▶ m-SHELとは

- このモデルでは，システムの使用者としての人間を中心に，事故要因を6つに分類している．mは管理要因，Sは作業マニュアルなどのソフト要因

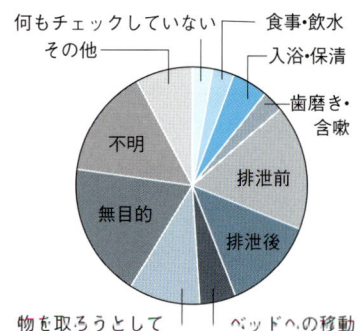

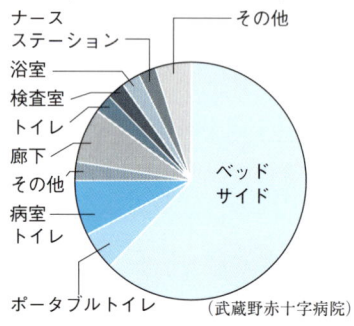

図2 転倒・転落事故の実態

MEMO 2 ヒューマンファクター工学：人間に関する基礎科学で得られた知見を，人間と機械などで構成される産業システムに応用して，生産性・安全性を向上させていく応用的科学技術

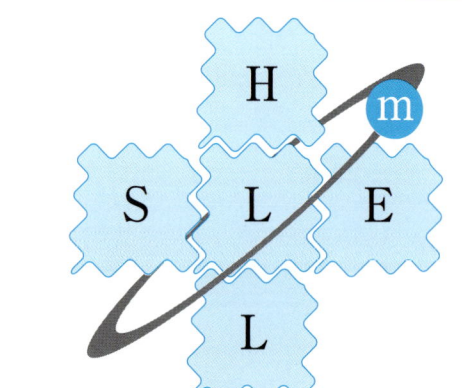

m	management（下記の要素を統合している組織・体制の要素）
S	Software（ソフトウェア）
H	Hardware（ハードウェア）
E	Environment（環境）
L	Liveware－中心のL（本人）
L	Liveware－下のL（本人以外の人）

ヒューマンエラー事象の背後要因を探るうえで便利なモデルである．各要素を取り囲む線は直線ではなく，波線である．これは中心の作業者本人とそれを取り囲む要素の波形が合っていないと，そこでヒューマンエラー事象が起きることを示す

図3 m-SHELモデル

（安達秀雄監（芳賀　繁）：医療危機管理の実際．p.123，メディカル・サイエンス・インターナショナル，2002）

表3　転倒・転落における事故要因分類表

m / L（下のL）	管理要因	看護師・介護士の見守り，付き添い
S	ソフト要因	ナースコール，介護方法
H / E	環境要因	ベッド柵，車椅子，床の状態，ポータブルトイレ，明るさ
L（中心のL）	患者要因	感覚・機能障害，認知症，不穏，薬物

> **MEMO 3**　m-SHELモデル：東京電力株式会社で作成された．KLMオランダ航空のホーキンズ機長が考案したSHELモデルにマネジメントの要素を強調して表したモデルである．医療モデルとしては，P（患者）を加えたP-mSHELモデルが提唱されている．患者自体が要因としてとらえられるからである．

を表す．Hはハードウェア，Eは環境要因である．Lは2つあり，使用者自身とその他の作業者の人的要因を表す．

- 転倒・転落の場合は，非プロセス型の事故であり，直接医療関係者が介入することがなく，実際に転倒・転落のその瞬間を人が見ていることはまれである．そのため，m-SHELモデルにおける中心の人間を，プロセス型の事故では，事故を引き起こした当事者である医療関係者としてとらえるのであるが，転倒・転落事故では転倒・転落の本人，いわゆる「患者」として考えてみた（**MEMO 3**）．患者本人と，それを取り囲む要素が相互に影響を及ぼし合い，事故に至ると考えて適用し，事故要因を分類してみる．
- mと他人を表すLは，転倒・転落事故の場合には明確に区別できないため，管理要因としてまとめた．同様にHとEも環境要因としてまとめた（**表3**）．
- 患者要因（内的要因）は，心身的機能からみていくと3つに分類することができる．
  ①感覚要因：深部覚障害，視覚障害，前庭覚障害
  ②高次要因：注意障害，睡眠障害，意識障害，記憶障害，学習障害，認知障害など
  ③運動要因：筋力低下，全身持久力低下，協調性障害，骨関節機能障害，心肺機能低下など
- これらの要因のなかでの，患者の病態におけるハイリスク要因，薬物の影響については，CHAPTER 2で述べる．

転倒・転落事故発生状況の把握

- 転倒・転落事故は患者の何らかの行動によって引き起こされる．前記の事故要因以外に，患者の行動もポイントとなる．そこで，転倒・転落までの経緯を**図4**のように表した．
- この図は，次のことを表している．
  ①事故の背景にm-SHELモデルで分類できる要因が存在する．
  ②そのうえで患者が何らかの行動を起こす．
  ③最終的に転倒・転落に至る．
- メカニズムにしたがって事故の実態把握を行うため，次の手順で転倒・転

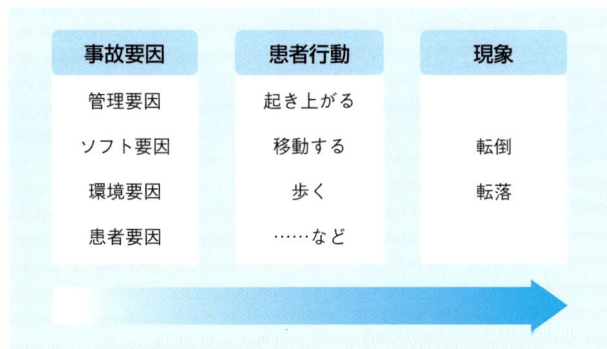

図4 転倒・転落までの経緯

落事故展開表(図5)を用いる.
手順①　従来の各報告書から,事故要因と転倒・転落の直接の原因となった患者行動,事故現象を読み取る.
手順②　事故現象と患者行動とで二元表(図5A)をつくり,報告書から読み取れる件数を記入し,対応関係をみる.
手順③　事故要因と患者行動とで同様に二元表(図5B)を作成し,対応関係をみる.
手順④　展開された項目に対し,「行動を防ぐ」と「要因を改善する」との2つの視点から対策を立てる.
- この表によるチェックの結果として,事故に関連する要因の対応関係や事故の傾向が把握でき,問題点の可視化ができる.そして,事故要因や患者行動,もしくはそれらのつながりから見出された問題点に対し,対策案との対応もみることが可能となり,効果的な対策案につなげやすくなると考えられる.
- 各要因について得られた結果について,以下に述べる.

▶環境・ソフト・管理要因では

- 環境・ソフト・管理要因が直接的な原因で事故に至るものは全体の1割程度であった.
- 環境要因が直接の原因で起きた事故は,「廊下の床が濡れていたため,滑って転んだ」「病室の机に足を引っ掛けて転んだ」「ベッド柵をしていなかったため,寝返りをした際に転落した」などで,環境整備を行っていれば防げたものである.
- ソフト要因のなかで介護方法が直接の原因で起きた事故は,「患者をベッドから車椅子に移動させようと身体を持ち上げたところ,誤って転落させてしまった」というようなミスであった.
- 管理要因が直接の原因で起きた事故は,「車椅子患者をナースステーションに来てもらって監視していたが,患者自身が移動してしまい転落した」というような,看護師や患者の付き添いが近くにいたにもかかわらず事故

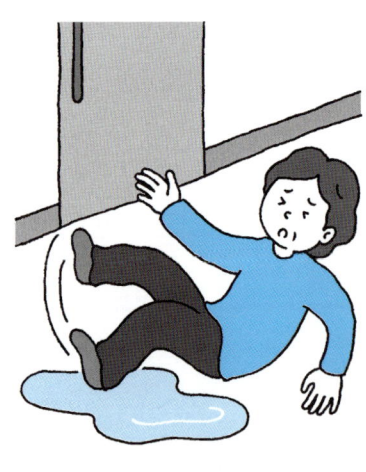

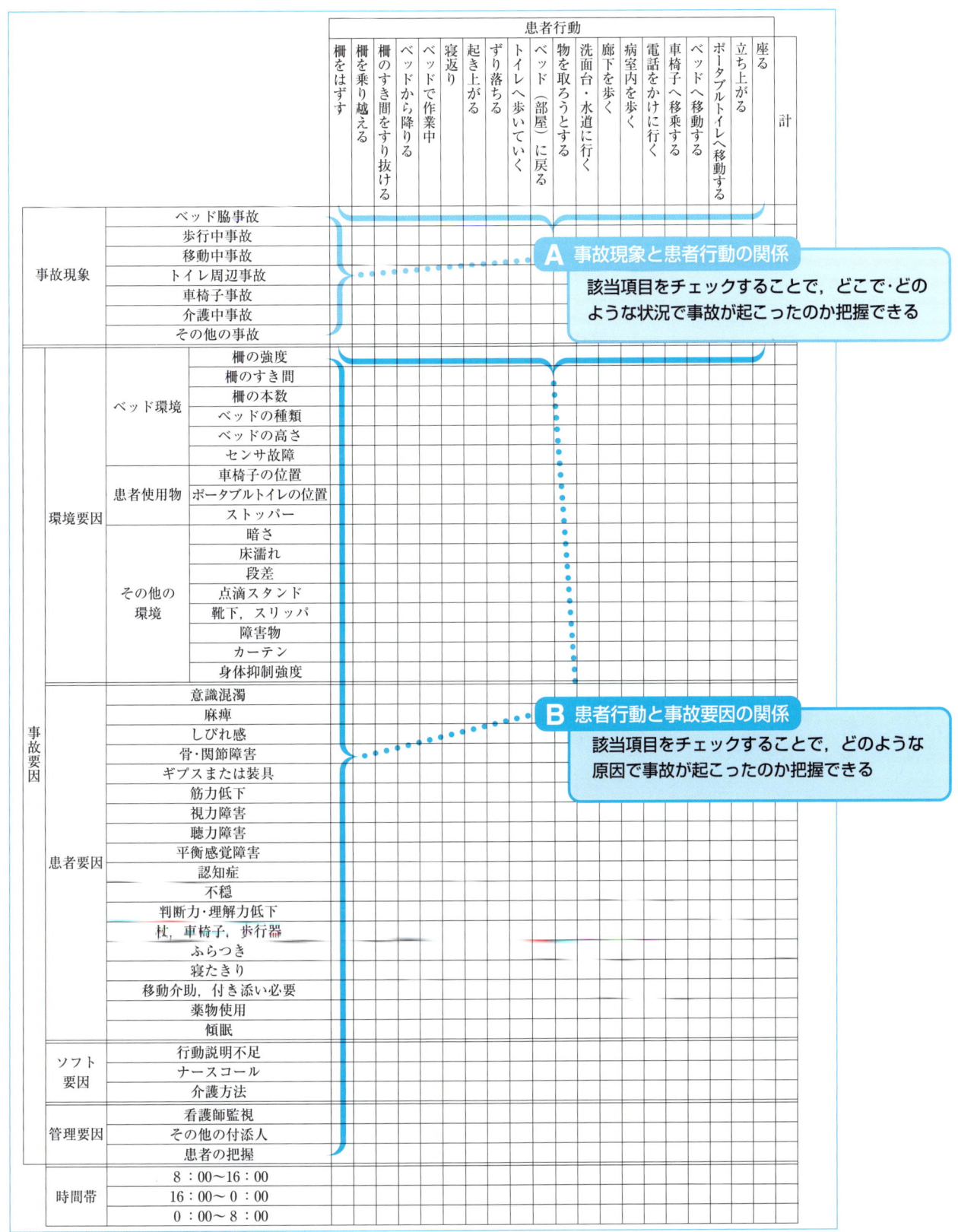

図5 転倒・転落事故展開表

が発生したものである．

■ 患者要因では

- 環境・ソフト・管理要因のほか，残り9割の事故は患者要因が事故に直接影響を与えている．患者要因に環境・ソフト要因が絡み合って事故が起こっているのである．
- 「ふらつきや認知症という患者要因をもっている患者がベッドから下りようとした．ベッドから下りるときは，ナースコールをするように説明していたが，ナースコールをせず，自らベッド柵をはずして下り，ベッド脇で転倒した」というように，ほとんどの事故が患者要因に環境・ソフト要因が絡み合ったものである．歩行中に転倒するという患者要因のみで発生する事故も多いが，患者要因にさまざまな他の要因が絡み合って事故が起きることが多い．
- これらの結果から，環境・ソフト・管理要因が直接の原因で起きた事故を防ぐことは比較的容易であり，事故を防ぐことも可能であるが，こういった事故は少ない．逆に，患者要因の事故への影響度が高いことが確認され，事故件数も多いことから，「患者要因」に焦点を絞った対応策を考えることが，事故低減に効果的であるといえる．

◤ 事故分析

- 転倒・転落事故がどのような経緯で発生するのかを考えてみると，「事故が起こる前の段階」「事故発生への過程」「事故が起きたあとの段階」の3つの段階での発生の流れがある（**図6**）．
- 各段階で必要な情報を読み取ることができていれば，事故分析に用いることが可能となる．
- 「事故が起こる前の段階」では，あらかじめ患者がどのような要因をもって

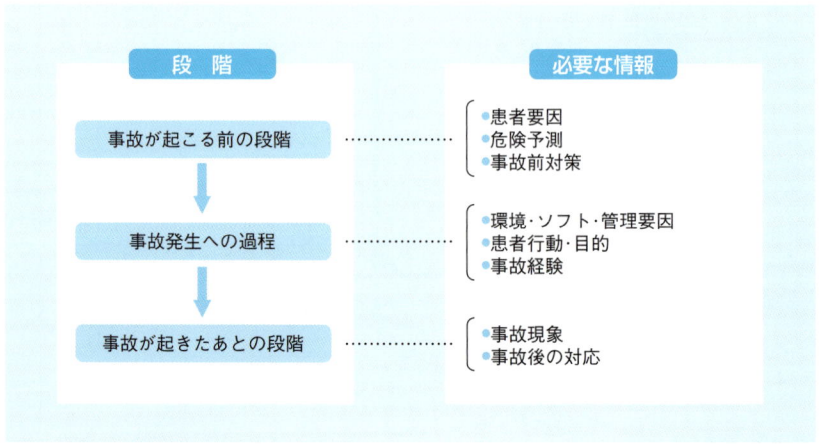

図6　転倒・転落事故の発生の流れ

いたかという情報が分析の視点となる．また，その患者に対して看護側が転倒・転落の危険性を予測していたか，予測していたのであれば事前にどのような対策を講じていたかという情報が必要となる．

- 次に，「事故発生への過程」では，どのような環境・ソフト・管理要因が事故につながったかという詳しい情報が必要となる．また，患者がどのような行動により事故に至ったのか，どのような目的から行動を起こしたのかという視点が事故の分析に必要となる．こうした一連の事故経緯を詳細に記す必要がある．
- 最後に，「事故が起きたあとの段階」では，事故が起きたあと，患者に対してどのような対応をしたのかという情報が必要となる．
- そこで，看護師が分析しやすい書式にしていく必要があるため，以下の点について考慮し，報告書の書式を見直すことが求められる．
  ・事故の経緯に記述式を取り入れる（図を含む）．
  ・各事故要因に関する項目を増やし，さらに1つの項目の詳細がわかるよう，チェック式と記述式を混ぜた書式にする（たとえば，環境要因の「ベッド環境」という項目のなかに，「柵の強度」「柵のすき間」「柵の本数」という項目はあるが，柵を何本していたか，また柵をどのように固定していたかという内容を含める）
  ・事故前に患者の危険を予測していたか，またどのような対策を行っていたかという記述部分を追加する
  ・報告書の形式を図6のように3段階の構成にし，事故過程の推移が把握でき，情報を取りやすくする
- 次ページの図7「転倒・転落事故報告書フォーマット」は，上述内容を反映して作成し，分析に必要な情報を取り出せるようにしたものである．

引用・参考文献

1）三宅祥三監著，矢野　真ほか編著：医療安全の終わりなき挑戦——武蔵野赤十字病院の取り組み．エルゼビア・ジャパン，2005．
2）三宅祥二ほか：医療施設における療養環境の安全性に関する研究．厚生労働科学研究費補助金［医療技術評価総合研究事業］，平成15・16年度．厚生労働省，2005．

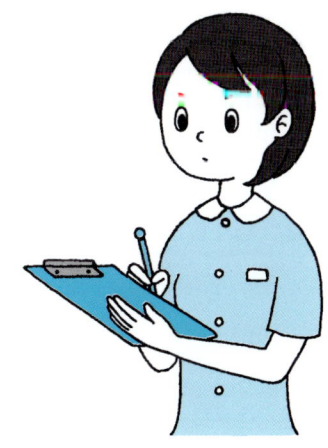

転倒・転落事故報告書

【報告者】　　　　　　　　　　　　　　　　　　　　　　　　　　　　　平成　　年　　月　　日

氏名		所属		職種	看護師　　その他（　　　　）

【患者】

氏名		男　女	歳	入院日	平成　　年　　月　　日
疾患名		□手術後（　）日目　□発熱中である　□貧血を起こしている			
発生日時	平成　　年　　月　　日　　時　　分　（8〜16　16〜0　0〜8）				
発見日時	平成　　年　　月　　日　　時　　分　（8〜16　16〜0　0〜8）				
既往歴	□初めて転倒・転落した（疑い）　□転倒・転落したことがある（　　回目） 以前に起こした事故（　　　　　　　　　　　　　　　　）				

【転倒・転落時】

外傷	1. なし　　2. あり（部位：頭部　四肢　体幹）　　3. 程度（軽度　中等度　重度） （程度：打撲・擦り傷・内出血＝軽度　縫合・捻挫＝中度　骨折頭蓋内出血・意識障害＝重度） （　　　　　　　　　　　　　　　　　　　　　　　　　　　　　　　　　）
場所	転倒・転落した場所（　　　　　　　　　　　）　入院病室（　　　　）号室

【内因的ハイリスク要因（患者側要因）】

意識レベル	□清明　□混濁（　　　　　　　　　　　　　　　）
運動機能障害	□麻痺がある　□しびれ感がある　□骨・関節異常がある　□ギプス・または装具装着中である □足腰の弱り・筋力の低下がある（　　　　　　　　　　　　　　　　　）
感覚	□視力障害　□聴覚障害　□平衡感覚障害（　　　　　　　　　　　　　）
認識力	□正常　□認知症　□不穏　□判断力・理解力の低下がある（　　　　　　　）
活動領域	□杖使用　□車椅子・歩行器を使用　□ふらつきがある　□移動に介助が必要である □完全に寝たきりである　□寝たきりであるが手足は動かせる（　　　　　　　）
薬物	□鎮痛薬　□睡眠・精神安定薬　□麻薬　□抗パーキンソン病薬　□下剤　□降圧・利尿薬 □化学療法薬（約　　時間前服用）　患者の行動に影響が（ある　ない） 患者行動にどのような影響があるか（　　　　　　　　　　　　　　　）
排泄	□ポータブルトイレ　□ベッド上介助　□膀胱留置カテーテル　□側近介助　□車椅子トイレ □自室トイレ　□頻尿がある　□尿・便失禁がある　□自立　□その他（　　　　　　）
病状段階	□リハビリテーション開始時期・訓練中（　　日目）　□病状が（回復　悪化）している時期
患者の特徴	□ナースコールを押さないで行動しがちである　□ナースコールを認識できない・使えない □何ごとも自分でやろうとする　□環境の変化（入院生活・転入）に慣れていない
その他	

【患者への事故前対策】

□危険を予測していた　　□危険を予測していなかった

どのような危険が予測されたか

患者に対してどのような対策をとっていたか

アセスメントシート　　□使用　最近の実施日　　月　　日　危険度（　　）　□未使用

図7　転倒・転落事故報告書フォーマット

【事故のきっかけとなる患者の行動】

☐ポータブルトイレへ移る　☐トイレ使用中（部屋・車椅子）　☐柵乗り越え　☐柵のすき間を通る
☐歩行中　☐物を取ろうとして　☐不明
☐その他（　　　　　　　　　　　　　　　　　　　　　　　　　　　　　）

【事故の経緯（どのようにして事故が起こったのか）；図も含めて】

【外因的ハイリスク因子（環境因子）】

☐床が濡れていた　☐コードに引っかかる　☐段差　☐点滴スタンド使用中　☐靴下着用　☐暗い
☐ポータブルトイレの位置　☐ストッパーがかかっていなかった（ベッド・車椅子）　☐オーバーテーブルですべる

ベッド柵	☐使用していない　☐スライド式ベッド柵使用（　本）　☐はめ込み式ベッド柵使用（　本） ☐使用していたが降りていた（　本降りていた）　その他（　　　　　） 固定していたか・固定の方法（　　　　　　　　　　　　）
安全ベルト	☐していない　☐している　どのような（　　　　　　　　　　　　　　　　）
離床センサ	☐使用していない　☐使用している ☐使用していたら防げる事故であった　☐使用していても防げない事故であった
事故現場に介護者がいたか	☐看護師がいた　☐家族がいた　☐誰もいなかった 状況（　　　　　　　　　　　　　　　　　　　　　　　　）
その他	

【対応後の患者の状況】

家族への連絡	☐済　☐未
その後の対応	CT撮影　☐あり　☐なし　　X線撮影　☐あり　☐なし
生命の危険性 （医師確認）	☐きわめて高い　☐高い　☐可能性あり　☐低い　☐ない （　　　　　　　　　　　　　　　　　　　　　　　　　　）

【患者への事故後対策】

事故を起こさないためにはどうしたらよいか（管理・環境・看護上からの対策）

（報告者記入）

（管理者記入）

対策の妥当性	☐対策は妥当であった　☐対策は妥当ではなかった
係長　　　　　　　印　　　　師長　　　　　　　印	

（武蔵野赤十字病院）

CHAPTER 2

転倒・転落における患者のハイリスク要因

SECTION 1
高齢者の加齢による身体能力の変化

SECTION 2
病態ごとの転倒・転落の要因

SECTION 3
薬物が要因となる転倒・転落

CHAPTER 2 転倒・転落における患者のハイリスク要因

SECTION 1 高齢者の加齢による身体能力の変化

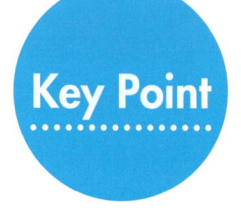

Key Point

◆ 入院患者における高齢者・後期高齢者の割合は増加している．そのような患者は疾病による体力や運動能力の低下に加え，入院という環境の変化で転倒・転落する危険性が増している．

◆ 入院時から，身体機能の状態，生活様式や習慣による行動などをとらえたうえで，疾患による症状や障害の程度，治療薬の影響などから危険性を予測し，転倒・転落予防対策を立てる．

はじめに

- 高齢化社会の加速により，入院患者における高齢者・後期高齢者の割合は増加している．
- 入院生活をおくる病院の環境は，それまで住み慣れた家庭とは異なり，病気やけがによる体力低下や運動能力の低下に環境の突然の変化が加わることにより，思いもかけない転倒・転落事故が起き，結果的に深刻な事態をまねくおそれがある．
- そのため，入院時から，身体機能の状態，生活様式や習慣による行動などをとらえたうえで，疾患による症状や障害の程度，治療薬の影響などから危険性を予測して，対策を立てる必要がある．
- 家族やケアマネジャーなど患者の生活を把握している身近な人から，入院前の生活の様子について情報を得ておくことが，具体的な対策立案（ハード面：物的対策としての病床環境調整，ソフト面：未然防止ケア）につながる．

身体機能の変化

- 加齢による身体能力の低下のなかでも，「筋力」や「バランス能力」などの運動機能の低下により，容易に転倒しやすくなる．また，排泄機能の低下や睡眠時間などは患者行動に結びつくため，夜間転倒の要因となることが多い．

- 高齢者の主な特徴を**表1**に記す.
- 加齢とともに身体の機能が低下し,事故を起こしやすくなるが,転倒・転落事故もその1つである.
- 転倒事故はその後の生活の質そのものを左右する結果となり,骨折すればますます機能低下をまねく.また,頭部打撲では意識障害や生命危機となって死に至ることさえある.
- 身体の機能が衰えていくこと(老化現象)の進行具合には,大きな個人差がみられる.
- 老化現象に影響するものとして,
  - ・生まれつきの素質
  - ・生きてきた環境や生活スタイル(栄養状態や運動量など)
  - ・受けたストレスや生きがいの有無
  - ・中年以降に罹患した病気

  があげられる.
- 加齢による変化を正しく理解し,高齢者一人ひとりを全人的にとらえてケアすることが転倒・転落のリスク予防につながっていくことは間違いない.
- **図1**に転倒・転落の誘因となる加齢に伴う身体の変化を示す.

表1　高齢者の特徴

身体機能の変化	運動機能の低下,関節可動域の極小化,など
生理機能の変化	排泄機能の低下,体温調節機能の低下,睡眠時間が短くなる,など
心理機能の変化	新しいものへの適応に時間がかかる,過去への愛着が強くなる,など
感覚機能の変化	視覚・聴覚・嗅覚・触覚などが衰える,など
生活構造の変化	余暇時間が長くなる,住居内生活時間が増えるなど

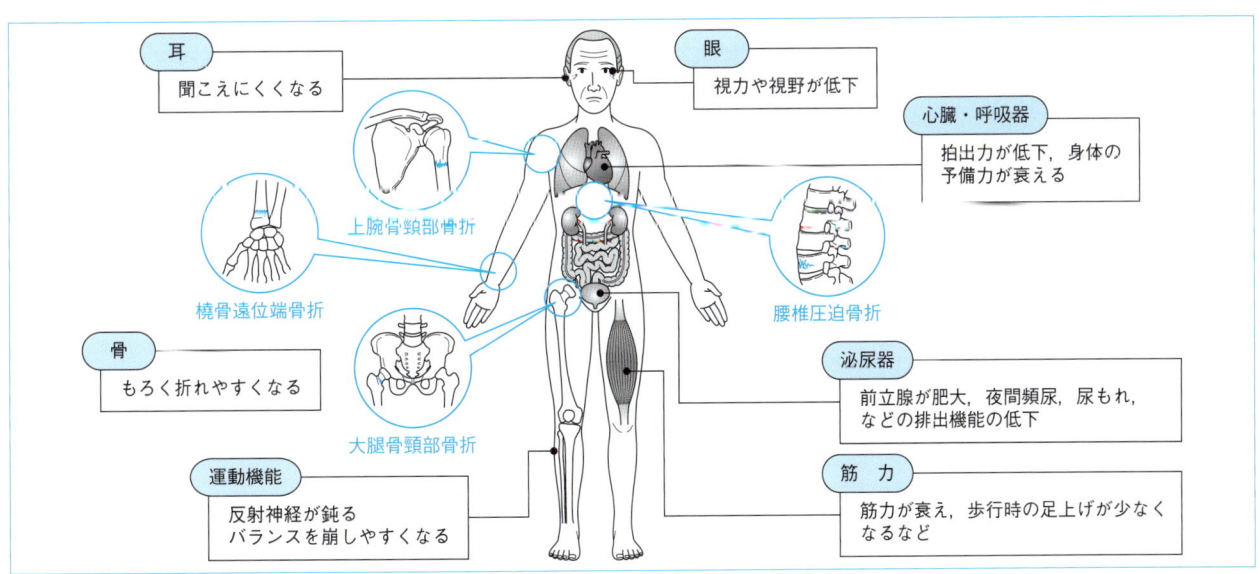

図1　転倒・転落の誘因となる加齢に伴う身体の変化

CHAPTER 2 SECTION 2 病態ごとの転倒・転落の要因

転倒・転落における患者のハイリスク要因

Key Point

- ◆病態によらない転倒要因には，行動要因，動作能力要因，環境要因がある．
- ◆排泄に関するアセスメントは転倒防止策の立案に直結していることを再認識しよう．
- ◆片麻痺や小脳失調がない患者であっても，転倒防止スクリーニングのはじめの一歩として，下肢筋力低下の有無をチェックしよう．
- ◆誰にでも思いつくような日常的な光景が，実は環境要因を検討する第一歩であることを知っておこう．
- ◆行動要因となる病態には，失語，半側空間無視があり，動作能力要因となる病態には片麻痺，下肢筋力低下，パーキンソン病などがある．
- ◆転倒の原因を歩行することに求めてしまうと，転倒対策は行動を制限することになってしまう．問題は"こんなに危なっかしい状態"なのになぜ行動するのか，あるいは，なぜ"こんなに危なっかしい行動"をするのかという点にある．

はじめに

- なぜ転ぶのか．およそ人の行うことには何かの理由が存在する．転倒しかり，転落しかりである．本項においては，転倒・転落事故の原因として頻度の高い病態ごとに，転倒・転落の要因を概説する．

病態によらない転倒・転落要因

- 患者の動作能力要因，環境要因については疾患によらず，病態によらず共通する部分がある．ことに高齢者においては一見健康にみえても，特徴的な要因が存在することを覚えておこう．

行動要因

- 入院患者がベッドを離れて行動を始める理由はなんだろうか．食事や検査のための移動から認知症患者の徘徊までさまざまな理由が考えられる．

一方で具合が悪くて入院を強いられている人は，できれば寝ていたいはずである．しかしながらどうしても動く，あるいは移動する必要に迫られるときがある．
- おそらく最も頻度が高い移動の要因は"トイレに行く"ことではないだろうか．排泄に関するアセスメントは，転倒防止策の立案に直結していることを再認識しよう．

動作能力要因

- 『よっこらしょ』，この言葉は何か力を使う動作のときに発せられるかけ声である．想像してください．どのような人がどのような状況で発するか．
- 診察室の中であれば，声の主はおそらく70代後半以上の高齢者，やや肥満気味の女性．状況はベッドもしくは椅子から立ち上がろうとしているところ．両手は膝の上もしくは眼前のテーブルの上にある．
- 『よっこらしょ』というかけ声と同時に，両手で膝もしくはテーブルを押しながらお尻を持ち上げて立ち上がる．高齢者においては日常的な風景ではあるが，ここには転倒の危険性がはらんでいる．
- なぜこのような立ち上がり方をするのか．上肢の筋力と瞬間的な勢いを利用して起立しているわけだが，これは腰帯や下肢近位筋の筋力が低下していることの表れである．
- 活動量が低下するとどうしても筋力は落ちてしまう．膝や腰の痛みのために歩行距離が短くなったり，階段の昇り降りなどをいっさい行わなくなってしまっているような高齢者は，廃用性に下肢筋力が低下している．
- 身体を支える筋力が低下しているわけだからバランスを崩しやすく，転倒しやすいのは想像に難くないであろう．何らかの理由により一定期間以上の臥床を強いられたあとであれば，年齢とは無関係に同じ状況に陥っていると考えておこう．
- 片麻痺や小脳失調がない患者であっても，転倒防止スクリーニングのはじめの一歩として，下肢筋力低下の有無をチェックするとよい（図1）．簡単な見分け方を説明しよう．

> ・椅子に腰掛けた状態で両腕を組んでもらう．そのまま立ち上がってもらう．
> ・問題なく起立できればよいのだが，一度で立ち上がれなかったり，ふらつく場合には，"この患者は転ぶ可能性がある"とアセスメントしよう．

環境要因

- 室内でつまずいたことのない人はかなりの少数派と思われる．健康であっても，あるいは若くて筋骨逞しくとも転ぶときは転ぶ．どのような環境でつまずいたか思い出していただきたい．それが環境要因である．
- 床に散乱した物やケーブルにつまずく，つかまった物が動いたなど，多くの要因が浮かぶはずである．
- 病院はバリアフリー化が進んでいるので段差は無いし，邪魔な物が床に置

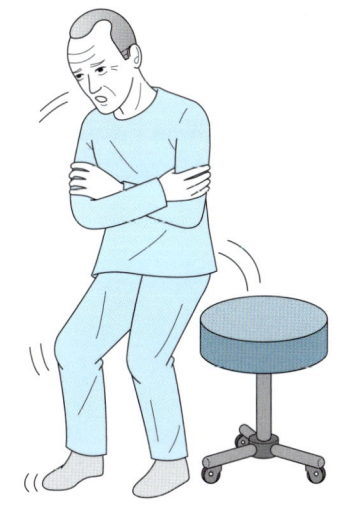

椅子に腰掛けた状態で両腕を組んでもらいそのまま立ち上がってもらうことで下肢筋力低下の有無を調べる．

図1　転倒防止スクリーニング

- 代表が床と足の摩擦．摩擦が大きければ転倒しにくいので滑りにくい床にすることが大切である．トイレ，洗面台の周囲を日に何回か観察する．もし水がこぼれていたら，わずかな量であっても転倒の原因になる．
- このように誰にでも思いつくような日常的な光景が，実は環境要因を検討する第一歩であることを知っておこう．

病態による転倒・転落要因

行動要因となる病態

- 1日中ベッドに寝ていれば転落することはあっても転倒することはない．入院患者が転倒する理由は，立位をとる，もしくは歩行するからである．
- しかし，転倒の原因を歩行することに求めてしまうと，転倒対策は行動を制限することになってしまう．問題は"こんなに危なっかしい状態"なのになぜ行動するのか，あるいは，なぜ"こんなに危なっかしい行動"をするのかという点にある．

失語

- 脳の損傷により言語機能が障害された状態である．言語による意思疎通が困難となる．言語に関する中枢は右利きの場合90％以上，左利きの場合は60％程度が左大脳半球に局在している．したがって，脳梗塞をはじめとする脳血管障害や脳挫傷などで左大脳半球が障害されたときにみられる．
- 言葉の意味は理解できるが，言いたくても言えない場合（運動性失語）と，発語はあるが言葉の意味を理解できず，その結果，従命不能になるような場合（感覚性失語）がある（**表1**）．
- ちなみに顔面，舌，咽頭などの運動麻痺により発声が困難になっている状態や呂律が回っていない状況は失語とは異なる．
- 失語の有無を認識し，その後の看護計画や危険性のアセスメントに役立てるために，入院時に簡単なスクリーニングを行っておくとよい．具体的な方法を**図2**に示す．
- 言語による意思疎通をはかれない状況であるから，相手は訴えを口にすることができない，あるいは指示を理解できないことを念頭におく．
- 運動機能も同時に障害を受けることが多いので，程度の差はあれ，右片麻痺を伴っていると考えておく必要がある．
- たとえばトイレに行きたい状況でもトイレに行きたいことを訴えられない．ナースコールを押しても，看護スタッフが"トイレに行きたい状況"を理解できなければ，患者は1人でトイレに立とうとするであろう．そしてベッドから転落する，あるいは右側に転倒する．
- こうした危険を避けるためには，離床をキャッチすることと右片麻痺を想定した支持器具の設置に加え，こちらから質問をしてイエス・ノーで答え

表1　失語症の分類

運動性失語……言葉の意味は理解できるが，言いたくても言えない
感覚性失語……何やら発語はあるが言葉の意味を理解できず，その結果従命不能になる

てもらう，日常生活動作を示すカードを用意する，などコミュニケーションをはかるための工夫をすべきであろう（**図 3**）．

- 感覚性失語の場合には意思の疎通はかなり困難であるため，時間を決めてトイレに誘導するなど，不用意に離床させないための対策を行う．

半側空間無視

- 右半球の障害でみられることが多い．左半球の障害で生じる場合は急性期に一過性にみられるが，残存しても軽症であることがほとんどである．したがって，問題となるのは左半側空間無視である．
- 患者はあたかも左側が存在しないかのように振る舞う．右ばかり向いているし，左側からよびかけても振り向かない．食事ではトレーの左側においてあるものには手をつけない．移動時には左側にあるものにぶつかる．
- 左半側身体失認も伴っていれば，自身の左半身も存在しないかのようである．左半身への刺激には鈍感で，痛み刺激にもあまり痛がらない．患者の左手を持ち「これ誰の手？」と質問すると，「先生の手」という答えが返ってくる．
- 半側空間無視の有無をベッドサイドで簡単に発見する方法を紹介する．ひも状のもの，あるいは棒を患者に見せ，中心部分をつかむように言う．左半側空間無視があると右に偏った部分をつかむ（**図 4**）．
- 患者には左側が存在しないため，左側にある部屋には帰れないし，左側にあるベッドにも戻れない．そして大きな問題は患者が左側を無視していることを認識できない，つまりは病識が欠如してしまうことである．

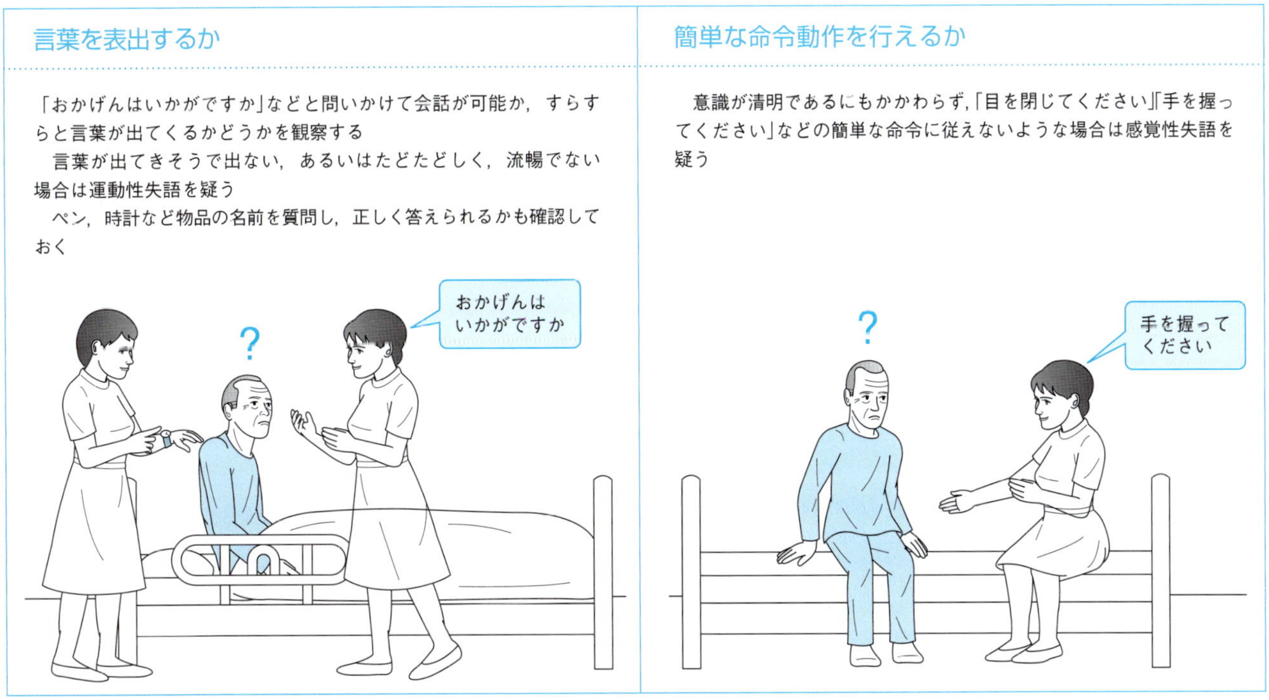
言葉を表出するか
「おかげんはいかがですか」などと問いかけて会話が可能か，すらすらと言葉が出てくるかどうかを観察する
言葉が出てきそうで出ない，あるいはたどたどしく，流暢でない場合は運動性失語を疑う
ペン，時計など物品の名前を質問し，正しく答えられるかも確認しておく
おかげんは
いかがですか
?
簡単な命令動作を行えるか
意識が清明であるにもかかわらず，「目を閉じてください」「手を握ってください」などの簡単な命令に従えないような場合は感覚性失語を疑う
?
手を握って
ください

図 2　失語症に対して入院時に行うスクリーニングの具体的な方法

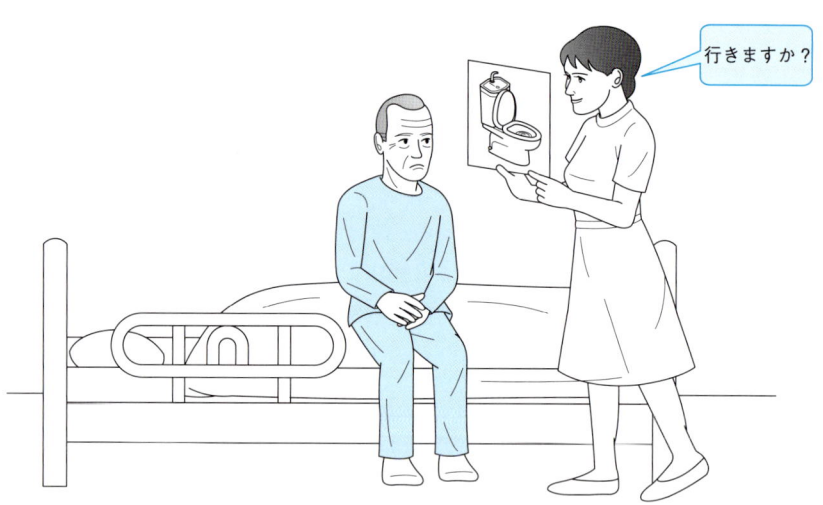

軽症であれば，○，×のカード，あるいは，「トイレ」「リハビリ」「ベッド（横になりたい）」などのイラストカードを見せ，選んでもらう．意思疎通がうまくいくことがある
図3　失語症患者とのコミュニケーションの工夫

- 失語とは逆で，右大脳半球の障害で問題になることが多いため，左片麻痺を伴うことを念頭においておく必要がある．
- 車椅子から移動する際に，左側のブレーキをかけ忘れる，あるいははずし忘れることや，左側への不注意が原因で障害物を避けることができないことが原因となり，転倒する危険性が高くなる．
- この点，半側空間無視は環境要因とも密接な関係がある．必要なものは右側に置く，病室やベッドの位置は右回りで戻れる場所にする，左側に障害となるようなものを置かない，そして左片麻痺対策を行う必要がある．

徘徊

- アルツハイマー病をはじめとする認知症性疾患によくみられる周辺症状の1つである．そのうえ最近の研究結果から，転倒はアルツハイマー病の重要な初期徴候と考えられている．
- 視空間失認や注意障害，廃用性の筋力低下など，複数の要因が関連していると推定される．したがって，徘徊は転倒の重要な行動要因の一つとなる．
- 徘徊とは"無目的に歩き回ること"であるが，実際には何かの目的があることが多い．
- 離床の目的がはっきりしていても，場所の見当識が障害されると途中で道に迷い，思わぬ場所を歩いていたりする．あるいは当初の目的，たとえばトイレに行こうとしていても，行動の目的そのものを忘れてしまって歩き続けている．
- 入院による環境変化が原因で不安になり，家族の誰かを探し回っている．何かの理由で病棟や病室の居心地を悪く感じ徘徊することもあるだろう．
- 患者本人には明らかな理由がある行動も，医療者側に理解しようという気持ちがなければ，すべてが認知症の困った問題行動とされてしまう．

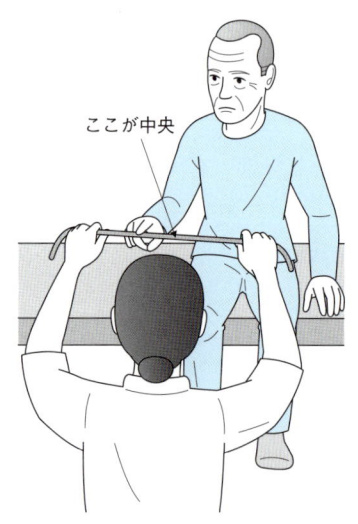

ひも状のもの，あるいは棒を患者に見せ，中心部分をつかむように言う．左半側空間無視がある患者は右に偏った部分をつかむので，それとわかる
図4　半側空間無視の有無を確認する方法

- 徘徊による転倒を防止するためには，①不必要な徘徊を減らすこと，②安全に徘徊できるように環境を整える，この2つの方向からのアプローチが必要である．
- 前者については，とにかく徘徊の理由を明らかにすること．入院前の生活パターンから類推可能な場合もあるし，医療者の不用意な言動が原因の場合もある．原因が特定できれば対応はさほど難しくないはずである．
- 後者については徘徊中の動作能力要因と照らし合わせながら，対策を立案する．

動作能力要因となる病態

片麻痺

- 運動障害の代表的な症状であり，なおかつ転倒の動作能力要因を理解するうえでの基本的な症状である．ごく軽度の麻痺から完全麻痺まで重症度はさまざまであるが，片側の上下肢に力がないことは共通である．
- 共通するメカニズムは"麻痺側への転倒"．片麻痺患者が起立時，あるいは歩行時，どちらに転ぶかは想像に難くないはずである．
- これは運動失調においても同様である．自分の身体を支えきれずに転倒することが本態であるなら，適切に支えれば転倒を防止できる．ベッド-車椅子間の移乗や付き添い歩行の際には，麻痺側に倒れることを前提とした支持を心がける．
- 麻痺の程度が軽く，自力歩行が可能な場合にはより一層の注意が必要である．患者に片足立ちをしてもらい，安定性を確認することで，どの程度の対策が必要かは判断可能である．もし不安定であれば，病棟内を移動するときには体重が健側にかかるように動線に配慮し転倒の危険性を減らす．
- その実際を以下に示す．図5の2枚の写真をよく見比べていただきたい．

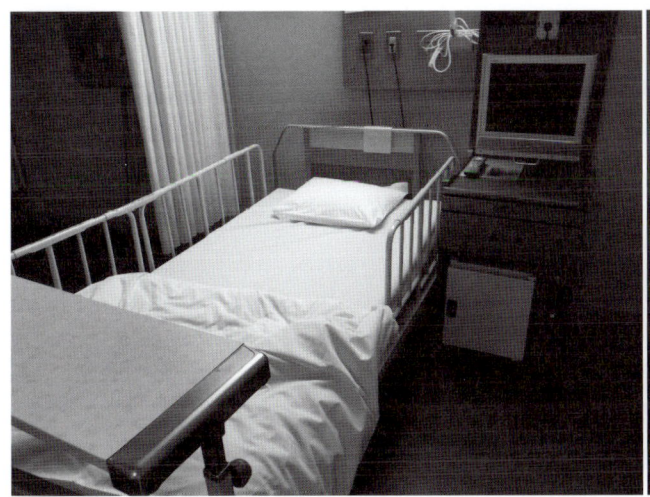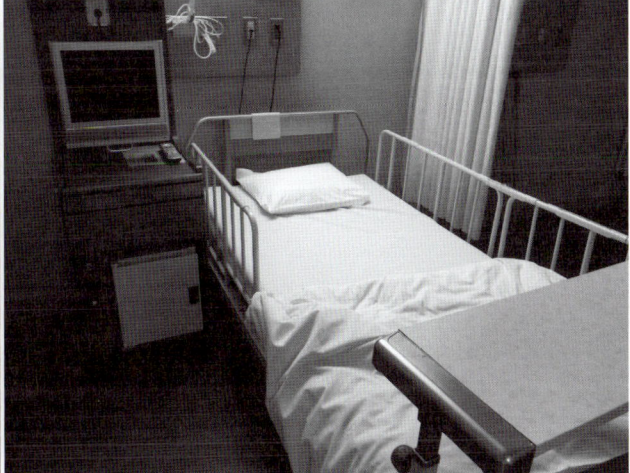

患者が右片麻痺だった場合，どちらのベッドを選ぶことが適切であろうか
図5　ベッド配置の工夫の例

患者が右片麻痺だったとする．どちらのベッドを選ぶことが適切であろうか．
- 運動障害のために姿勢が不安定であれば，そばにある物につかまりたくなる．右片麻痺の患者が右側にあるサイドレールに手をかければ，重心は右に傾き転倒する危険性は高くなる．
- 逆に，健側に家具を配置するなどの工夫をして"つかまる場所をあらかじめ用意する"ことで，患者の重心を健側に誘導することができる．
- 同様の考え方で洗面台やトイレなど頻繁に移動する場所への動線を配慮すれば，麻痺側への転倒を防ぐことができる．ただし，キャスター付きのオーバーテーブルや椅子など，簡単に動いてしまうような家具などは固定するか，動線上には配置しないように注意する．

下肢筋低下
- 下肢近位筋の筋力低下は高齢者のみならず，長期臥床による廃用や，多発筋炎などの筋疾患でみられる病態である．
- 転倒のメカニズムは腰が上がりきらずに後方もしくは側方に転倒する，いわゆる尻もちである．ときに起立に際して勢いが余って前方に突進し転倒することもあるが，頻度は圧倒的に前者が多い．
- いま，高さを変えられる椅子に腰掛けているならば，いちばん下まで下げて座り，そこから立ち上がってみよう．次に膝の角度が90度よりやや開く程度に座れるように高さをあげて，立ち上がってみよう（図6）．
- どちらが楽に立ち上がれただろうか．椅子が低いと立ち上がりにくいはずである．下肢近位筋の弱い人にはなおさらである．
- あまり高くしすぎると足が宙に浮いてしまい，坐位が不安定になるので，患者一人ひとりと相談しながらベッドの高さを決めるとよい．
- 逆に，夜間の徘徊などで安全上の問題がある場合は，ベッドを下げられる

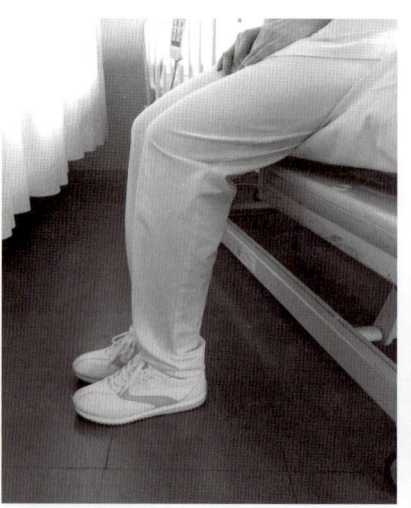 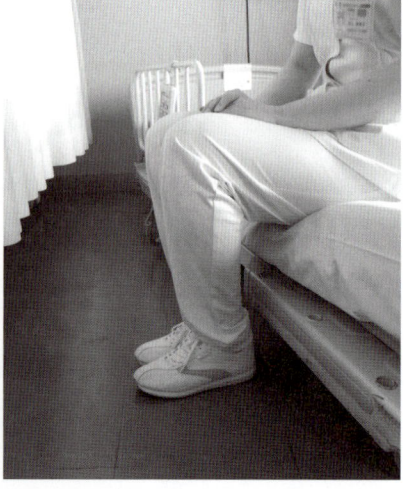

立ち上がりやすいベッド．ベッドに座ったときに膝が90°以上になる　　立ち上がりにくいベッド．ベッドに座ったときに膝が90°以下になる

図6　患者の状況に合わせてベッドの高さを調整

だけ下げて床に緩衝マットを敷いておく．離床しようとしたときには立ち上がれずに尻もちをついてしまうが，落差がないので大きな事故につながる可能性が低くなる．広い意味では行動制限をかけていることにはなるが，ベッドに縛りつける必要はなくなる．

- 末梢神経障害などによる遠位筋の筋力低下も転倒の原因となりうる．転倒のメカニズムは垂れ足によるつまずきである．
- 慢性的な愁訴の場合は，腰を高く上げて歩くという代償がはたらく（鶏歩）が，急性症状の場合は，つま先が床にひっかかり前方に転倒する．左右差が強ければ患側に転倒する．
- スリッパ，サンダルなど踵の無い履物は脱げてしまうので転倒を助長するし，床のつなぎ目などのわずかな段差も転倒の原因となるので注意する．

パーキンソン病

- パーキンソン病も大切な動作要因の1つである．転倒時には大腿骨頸部骨折や頭部外傷など，大きな事故に発展しやすい疾患である．近年，人口の高齢化に伴い増加の一途をたどっているが，実際の臨床像や病態は専門病棟の勤務経験がないとわかりにくい面もあるので，まずは疾患について概説する．
- パーキンソン病という病名は，この疾患を"振戦麻痺"として最初に報告したロンドンの外科医ジェームス・パーキンソン（James Parkinson）に由来している．中脳の黒質ドパミンニューロンの変性脱落により，脳内にドパミンという神経伝達物質が足らなくなることが原因である．
- 緩慢動作，筋強剛，手指振戦，姿勢反射障害などが主症状である．通常70歳前後で発症し，ゆっくり進行する．顔面は表情に乏しく（仮面様顔貌），脂ぎってみえる．瞬きの回数が減っている．声は小さく低く聞き取りにくい．安静時に手指や下肢にふるえがみられる（図7）．
- とくに"丸薬を丸めるような"と形容される手指の振戦は本疾患に特徴的である．指先の動きは不器用になり，書字の際には，だんだんと字が小さくなっていく（図8）．手首など四肢遠位部優位に歯車様の筋強剛がみられ，左右差がある．
- 姿勢は背を丸めた前傾姿勢で，股関節，膝関節は軽く屈曲している．坐位ではどちらか一方に傾く．歩行時に一歩目が前に出にくく，まるで歩き出すのを躊躇しているかのようである．
- 逆に歩き出すと加速がついてとまれなくなることもある．歩幅は狭く，つま先歩きするように歩く．その歩容の異常は狭いところを通るときに顕著になる．歩行時に手を振らないのも特徴の一つである．
- 立ち直り反射が障害されるため，一度バランスを崩すと簡単に転倒してしまう．
- 未治療，あるいは進行期では転倒のリスクが高く，大腿骨脛部骨折の大きな原因となる．診断にはこのような特徴的な臨床症状，経過が参考になる．最近，MIBG心筋シンチグラフィが本疾患の診断に有用な検査であること

がわかった．
- 発症当初はレボドパ，ドパミン作動薬などの薬物療法により劇的に改善することが多い．しかしながら高齢者，あるいは認知症を有する場合には幻覚，妄想などの副作用のために治療に難渋することがある．
- 長期経過例ではwearing-off（薬の効いている時間が短くなる）やon-off現象（あたかも電灯のスイッチを入れたり切ったりしているように，症状のon，offが出現する．服薬とは無関係）がみられる．
- 転倒のメカニズムは主として3つある．
  ① 姿勢反射障害があるために，人や物などを避けようとしたときにバランスを失って転倒する．
  ② すくみのために"足がついていかない"ことも転倒の大きな要因となる．病棟内で歩行器を押しながら歩行訓練をしていると上体だけが前に進み足がついていかずに，そのままばたっと倒れてしまう．
  ③ 高齢者が多く，意欲も低下してしまう疾患であるために活動量が減り，下肢近位筋の筋力が廃用性に弱っていることも転倒の原因になる．
- これら3つの要素が組み合わさり転倒のメカニズムを形成している．さらに薬物治療開始後は調子のよい時間と動きが悪くなる時間があることを知っておこう．全く危険性がないようにみえても1時間後には歩行障害を呈している可能性があるからである．

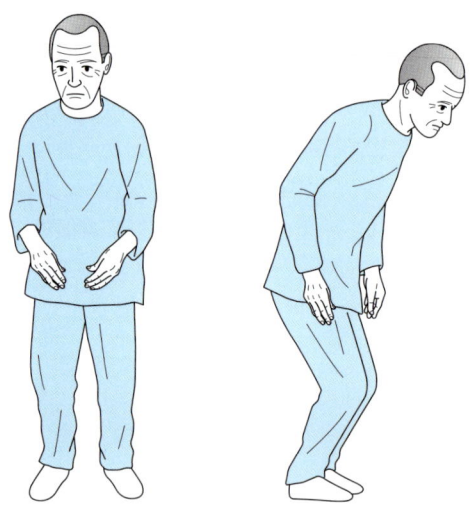

体幹は前傾・前屈し，下肢では股関節・膝関節を屈曲させることから，身体全体が前方に傾き，明らかに歩行障害をみとめる

図7　パーキンソン病患者の特徴的な姿勢

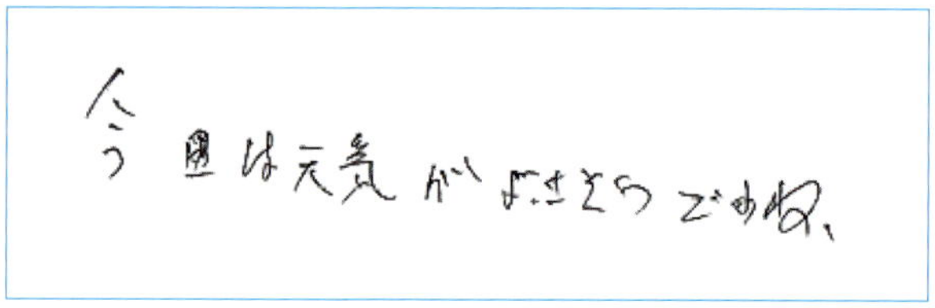

最初の1文字は大きく書けるが2文字目から字が小さくなっている

図8　パーキンソン病患者の書字

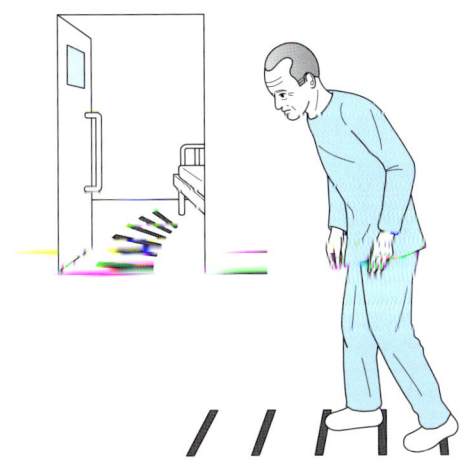
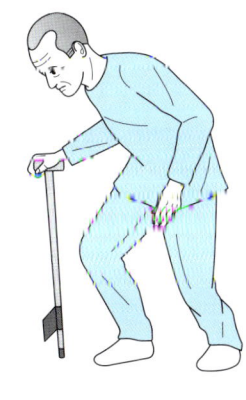

左側の図のように，10〜50cmくらいの間隔でビニールテープを貼る．足がすくんだらテープを踏み越えるように助言する．この現策はドア枠にも応用できる．右側の図のように，杖の下端から10cmくらいの位置に横棒を渡す（わりばしでも厚紙でもよい）．足がすくんだら，これを踏み越えるような気持ちで歩くように指導する

図9　すくみ足を原因とする転倒防止策の一例

- 幻覚，妄想などの精神症状により指示を理解できなくなり，その結果危険をかかえたまま離床，徘徊し転倒する，あるいはベッドから転落するなどの事故も起こる．
- 少なくとも治療効果が十分な状態になるまでは離床あるいは起立，歩行時の観察を怠らないように心がける必要があるだろう．また狭いところを通るときに足がすくむ傾向があるため，視界を広くとれるように部屋のレイアウトを考慮する．
- 本疾患には矛盾性運動とよばれる特異的な症状がみられる．床が無地であると足がすくむが，横縞や障害物があると，これを踏み越えようと足が前に出やすくなる現象である．
- すくみ足が強い場合には，病室の入り口やベッドまわりにビニールテープで目標をつくってやるとよい．すくみ足を原因とする転倒防止の一助となるはずである（図9）．

CHAPTER 2 転倒・転落における患者のハイリスク要因

SECTION 3

薬物が要因となる転倒・転落

Key Point

◆ 多くの薬物が，転倒・転落のリスクや内在する要因となりうる．しかし，そのリスクを看護師が認識していない薬物もある．また，摂取だけでなく減量や中断で起きる離脱反応もリスクになることがある．

◆ 不眠に多用されているベンゾジアゼピン系睡眠薬は転倒の原因になりやすい．不眠のタイプに応じた睡眠薬を選択する，筋弛緩作用が少ない睡眠薬を選択する，高齢者にはできるだけ低用量を用いるようにする．

◆ 多剤併用による影響で，副作用発現のリスクが高くなる場合がある．使用する薬物の種類，用量を必要最小限にするように検討・再評価する．

◆ リスクとなる薬物には多くの種類があり，さらに転倒発生の機序や他の要因との関連も複雑な場合がある．転倒に薬物が関連する場合は，薬剤師も含めた医療チームでアセスメントする．

はじめに

● 転倒・転落の発生は，内的要因（身体的疾患・薬物・加齢変化など）と外的要因（物的環境など）に大別され，これらの要因が複合的に関連して引き起こされる[1]．

● 内的要因である薬物が，直接的または間接的に転倒・転落を誘発する可能性がある．しかし，そのリスクを看護師が認識していないと思われる薬物もある．ここでは薬物と転倒・転落との関連と，とくに注意を要する薬物や，多用されている薬物，リスクへの認識が薄いと思われる薬物に絞って述べることにする．

リスクとなる薬物と転倒・転落との関連

● 薬物が転倒の要因となる機序を大別すると，薬物により精神機能を障害するものと運動機能を障害するものに分けられる[1, 2]（表1）．

● 添付文書に副作用として「転倒」の記載がある主な薬物は，アリセプト（抗アルツハイマー型痴呆薬），ギャバロン（中枢性筋弛緩薬），コムタン（パー

表1 薬物による転倒の機序

精神機能を障害	眠気，ふらつき，注意力低下，失神，めまい，せん妄など
運動機能を障害	失調，脱力，筋緊張低下，パーキンソン症候群(MEMO1)など

MEMO 1 パーキンソン症候群：振戦，運動性低下，筋固縮などパーキンソン病様の症状を呈する症候群

表2 転倒・転落の原因となる作用・副作用をもつ薬物

転倒・転落の原因となる作用・副作用	主な薬物
眠気，ふらつき，注意力低下	睡眠薬，抗不安薬，バルビツール酸系薬，抗精神病薬，抗ヒスタミン薬，抗アレルギー薬，麻薬性鎮痛薬，プレガバリン（神経性疼痛緩和薬），非ステロイド性鎮痛薬など
低血糖	糖尿病薬（インスリン，経口血糖降下薬），ガチフロキサシン（ニューキノロン系抗菌薬），ジソピラミド，ジベンゾリン（抗不整脈薬），非選択性β遮断薬など
起立性低血圧，失神，めまい	三環系・四環系抗うつ薬，フェノチアジン系抗精神病薬，降圧薬（α遮断薬，β遮断薬，ACE阻害薬，利尿薬），排尿障害治療薬，硝酸薬など
めまい（内耳障害）	アミノグリコシド系抗生物質，ミノサイクリン，抗生物質の点耳薬（フラジオマイシン，クロラムフェニコール，ゲンタマイシン，ポリミキシンBなど）など
ふらつき（運動失調）	抗てんかん薬，抗がん薬など
視力障害	抗コリン作用のある薬物，エタンブトール，リファンピシン（抗結核薬），副腎皮質ステロイド薬，ボリコナゾール（抗真菌薬），抗がん薬（クエン酸タモキシフェン，オキサリプラチンなど），クロラムフェニコール，シクロスポリン，アミオダロンなど
筋弛緩作用，脱力	筋弛緩薬，ベンゾジアゼピン系睡眠薬・抗不安薬など
せん妄状態	パーキンソン病治療薬，ベンゾジアゼピン系睡眠薬・抗不安薬，三環系抗うつ薬，麻薬系鎮痛薬，H_2遮断薬，β遮断薬，ジギタリス製剤，抗不整脈薬，抗コリン作用をもつ薬物など
パーキンソン症候群	抗精神病薬，抗うつ薬，制吐薬，胃腸機能調整薬，レセルピンなど
頻尿，下痢	利尿薬，便秘薬，浣腸，抗がん薬（塩酸イリノテカン，フルオロウラシルなど）など

キンソン病治療薬），ジプレキサ（抗精神病薬），ハルシオン（ベンゾジアゼピン系睡眠薬）などである．しかし，実際には転倒の原因となる作用・副作用をもつ薬物は，すべて転倒のリスク要因となり，多種の薬物がある（**表2**）．

- 薬物が転倒・転落の直接の原因として報告された事例は多くはないが，他の要因と重なった場合，薬物が転倒を誘発する可能性があるため，転倒リスクのある薬物が投与されている患者には注意をはらう必要がある．可能であれば処方の際には，同効薬のなかから転倒リスクの少ない薬物の選択を検討する．
- とくに高齢者は腎機能・肝機能の低下のため薬物排泄が遅延する可能性があり，常用量や低用量であっても副作用が発現しやすくなる場合がある．
- 可能であれば転倒リスクのある薬物は少量から開始し，必要最小量で維持し，使用期間も短期にする．また，血中濃度の測定が必要な薬物はモニタリングを行い，過量投与になるのを避けるようにするのが望ましい．

転倒・転落事故に注意を要する薬物

■ 睡眠薬

- 睡眠薬には，眠気，注意力低下，筋弛緩作用によるふらつき・脱力などの中枢抑制作用がある．入院中に環境や身体状態の変化などで不眠を訴える患者に対して，睡眠薬が処方されることが日常的に多いため，転倒の原因になりやすい．

睡眠薬の種類と注意点

- 睡眠薬は化学構造式により，バルビツール酸系，非バルビツール酸系，ベンゾジアゼピン（BZ）系，非ベンゾジアゼピン（非BZ）系の4種類に分けられる（**表3**）．
- BZ系・非BZ系睡眠薬は，経口投与では中枢抑制などの重篤な副作用はほとんどなく，バルビツール酸系・非バルビツール酸系睡眠薬と比較して耐性や依存性が起きにくく，安全性と臨床効果に優れているため，各診療科で多用されている．
- 非BZ系睡眠薬はBZ系と化学構造は異なるが，BZ系と同様にベンゾジアゼピン受容体に作用してBZ系と同様の作用機序で睡眠作用を現す．

BZ系・非BZ系睡眠薬について

- BZ系・非BZ系睡眠薬は半減期により，超短時間型，短時間型，中間型，長時間型の4種類に分類される[3]（**表4**）．
- 不眠のタイプにより，作用時間を考慮して睡眠薬を選択する．睡眠薬は主

表3　化学構造式による睡眠薬の分類

バルビツール酸系
非バルビツール酸系
ベンゾジアゼピン（BZ）系
非ベンゾジアゼピン（非BZ）系

表4　ベンゾジアゼピン・同類似薬

タイプ	分類 ω₁選択性	構造式分類	一般名	商品名	効果発現（分）	半減期（時間）	Tmax（時間）	持続時間（時間）	筋弛緩作用	等価換算
超短時間型	○	イミダゾピリジン系	ゾルピデム	マイスリー	30	2	0.8	6~8	弱い	10
	×	ベンゾジアゼピン（BZ）系	トリアゾラム	ハルシオン	10~15	2.9	1.2	約7		0.25
		シクロピロロン系	ゾピクロン	アモバン	15~30	4	0.8	6.5~8	弱い	7.5
短時間型	×	チエノジアゼピン系	ブロチゾラム	レンドルミン	15~30	7	1.5	7~8		0.25
		ベンゾジアゼピン（BZ）系	ロルメタゼパム	ロラメット エバミール	15~30	10	1~2	6~8		1
			リルマザホン塩酸塩	リスミー	15~30	10.5	3	7~8	弱い	2
中間型	×	ベンゾジアゼピン（BZ）系	フルニトラゼパム	サイレース ロヒプノール	30	7	1~2	6~8		1
			エスタゾラム	ユーロジン	15~30	24	5	4~6		2
			ニメタゼパム	エリミン	15~30	二相性12, 24	2~4	4~8		5
			ニトラゼパム	ネルボン ベンザリン	15~45	27	2	6~8		5
長時間型	×	ベンゾジアゼピン（BZ）系	ハロキサゾラム	ソメリン	30	42~123	2~8	6~9		5
			フルラゼパム塩酸塩	インスミン ダルメート ベノジール	約30	6 活性代謝物：24	1~8	8		15
	○	ベンゾジアゼピン（BZ）系	クアゼパム	ドラール	40~60	36 活性代謝物：40~114	4~22	6~8	弱い	15

（谷口充孝監，徳島裕子編：不眠症と睡眠薬——患者さんの疑問に答えるQ&A，p.31．フジメディカル出版，2005を改変）
（Tmaxは小原　淳：転倒の原因となりうる医薬品の薬剤管理指導のポイント．薬事，50(1)：97，2008）

表5 不眠症のタイプ(MEMO 2)による睡眠薬・抗不安薬の選び方 ( )内は商品名

	入眠障害 (超短時間型, 短時間型)	中途覚醒, 早朝覚醒 (中時間型, 長時間型)
神経症的傾向が弱い場合 脱力・ふらつきが出やすい場合 (抗不安作用・筋弛緩作用が弱い薬物)	ゾルピデム(マイスリー) ゾピクロン(アモバン)	クアゼパム(ドラール)
神経症的傾向が強い場合 肩こりなどを伴う場合 (抗不安作用・筋弛緩作用をもつ薬物)	トリアゾラム(ハルシオン) ブロチゾラム(レンドルミン) エチゾラム(デパス)など	フルニトラゼパム (サイレース, ロヒプノール) ニトラゼパム (ネルボン, ベンザリン) エスタゾラム(ユーロジン) など
腎機能障害, 肝機能障害がある場合 (代謝産物が活性をもたない薬物)	ロルメタゼパム (エバミール, ロラメット)	ロラゼパム(ワイパックス)

(睡眠障害の診断・治療ガイドライン研究会, 内山 真編:睡眠障害の対応と治療ガイドライン, p.104, じほう, 2004を改変)

> **MEMO 2**
> 入眠障害:就床後入眠するまでの時間が延長して, 寝つきが悪くなるもの. 一般には入眠に30分〜1時間以上かかり, 本人がそれを苦痛と感じている場合に入眠障害と判断される[6].
> 中途覚醒:いったん入眠したあと, 翌朝起床するまでの間に何度も目が覚める状態[6].
> 早朝覚醒:本人が望む時刻, あるいは通常の起床時刻の2時間以上前に覚醒してしまい, その後再入眠できない状態[6].

> **MEMO 3**
> 受容体(receptor):細胞膜表面や細胞質, 核内に分布し, 細胞外からの各種生理活性物質を特異的に認識して結合し, 生理活性物質の情報を細胞内やDNAに伝達するたんぱく質[7].
> 薬物受容体(drug receptor):薬物に対して親和性が高く, 薬物と結合することにより作用発現をもたらす生体高分子. ある受容体と結合し, 効果を現す薬物を作動薬(アゴニスト)とよぶ[7].

に肝臓で代謝されるため, 肝機能が低下していると作用・副作用が強く現れる可能性があるため, 低用量を用いたり, 薬の選択に注意する[4] (**表5**).

- 従来, 半減期が短い(薬物の血中濃度の持続時間が短い)薬物ほど転倒リスクが低いとされてきたが, 実際には超短時間型・短時間型でも転倒の報告は多い. 最高血中濃度到達時間(Tmax)が短い, つまり薬物の血中濃度が急激に上昇する薬物ほど転倒リスクが高いという報告があり[5], 半減期や筋弛緩作用だけでは転倒のリスクを予測するのは難しい. どの睡眠薬においても, 効果の評価と副作用のモニタリングを注意深く行っていく.
- 超短時間型・短時間型では, 作用時間が短いため中途覚醒が起きる場合があり, 深夜に排尿などのため移動しようとしたときに転倒する可能性がある. また, 長時間型より短時間型のほうが一過性の前向性健忘が起きやすい. 常用量での依存も生じやすいため, 離脱反応も起きやすい. また先に述べたように最高血中濃度到達時間(Tmax)が短く, 血中濃度が急激に上昇し, 血中濃度の変動が急激であるため転倒リスクとなる.
- 中間型・長時間型では, 深夜から早朝にかけて転倒する可能性がある. また, もち越し効果による日中の眠気, 倦怠感, 脱力が転倒を起こす可能性がある.

高齢者へのケアのポイント
- 高齢者は薬物代謝の低下があるため体内への蓄積が起こりやすいだけでなく, 睡眠薬への感受性自体が亢進しているといわれる.
- 若年者に比べて, 作用時間が延長しやすく, 翌日へのもち越し効果や健忘, 脱力などの副作用も出やすくなる.
- 若年者の半量程度から開始し, できるだけ低用量を使用するようにする[4].

睡眠薬の筋弛緩作用とω_1選択性
- ω_1受容体(**MEMO 3**)に選択性がある睡眠薬は筋弛緩作用が少ないため, 選択性がない睡眠薬に比べて転倒リスクが少ないと考えられている(**表4**参照).

MEMO 4 レセプターサブタイプの分類：1つの神経伝達物質の情報を受け取るレセプターには，構造や機能の点で異なる多くのサブタイプが存在している．化学的情報伝達はレセプターにより選択性を与えられ，また，サブタイプの存在により増幅される．多くの薬物はそれぞれのレセプターサブタイプに選択的に作用するように作られている[7]．

MEMO 5 一過性前向性健忘：服用後から寝つくまで，中途覚醒，覚醒後数時間のできごとの記憶に対する健忘で，正常に近い行動はとっているものの，覚えていない状態

MEMO 6 離脱反応：依存性のある薬物やアルコールを長期にわたって連用していると嗜癖となり，それを突然中止した際には激しい身体的・精神的症状が現れることをいう．
離脱症候群，退薬症候，禁断症状ともいう．

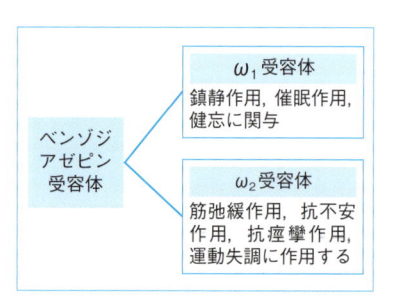

図1 ω_1受容体とω_2受容体の作用の違い

ベンゾジアゼピン受容体
- ω_1受容体：鎮静作用，催眠作用，健忘に関与
- ω_2受容体：筋弛緩作用，抗不安作用，抗痙攣作用，運動失調に作用する

- ベンゾジアゼピン受容体にはω_1，ω_2のサブタイプ（MEMO 4）がある．ω_1は脳全体，とくに小脳に多く存在し，鎮静作用，催眠作用，健忘に関与する．ω_2は脊髄や海馬に多く，筋弛緩作用，抗不安作用，抗痙攣作用，運動失調に関与する（図1）．
- 従来の睡眠薬の多くはω_1とω_2の両方の受容体に結合するため，催眠作用と同時に筋弛緩作用をあわせもっている．
- これに対し，クアゼパム（ドラール），ゾルピデム（マイスリー）はω_1受容体への選択性があり，選択性がないものと比較して，筋弛緩作用や運動失調が少ないとされる．
- しかし，記憶障害作用はω_1受容体が関与するとされ，発現頻度は低いとされるが一過性前向性健忘（MEMO 5）の発現があるため，服用後は注意する必要がある．

ケアのポイント
- 睡眠薬に転倒のリスクがあることを，患者自身も認識する必要がある．
- 「ふらつきが起きて転ぶことがあるので注意してください」「自己判断で服用量を増やさないでください」，服用後に入眠せずに起きていると転倒や健忘を起こすことがあるので，「寝るしたくを済ませてから寝る直前に服用してください」といったことを患者・家族に説明する．

せん妄を起こす薬物

- せん妄を起こす薬物には，パーキンソン病治療薬，ベンゾジアゼピン系睡眠薬・抗不安薬，三環系抗うつ薬，麻薬系鎮痛薬，H_2遮断薬，β遮断薬，ジギタリス製剤，抗不整脈薬，抗コリン作用をもつ薬物などがある（表2参照）．
- せん妄は，基礎疾患にさまざまな原因と要因が複雑に関連して起きる．外傷や手術といった外的ストレスが原因で発症することもある（術後せん妄）．
- 夕方から夜間に出現し悪化することが多く，不穏，興奮，多動を伴うために夜間転倒の原因になりやすい．とくに高齢者はせん妄をきたしやすく，転倒の原因になる危険性がある．
- さまざまな薬物が多要因のなかで，直接的・間接的にせん妄の原因になる．摂取だけでなく，離脱反応（MEMO 6）によりせん妄を起こす薬物もある．
- ベンゾジアゼピン系の睡眠薬・抗不安薬が，せん妄による不穏を増悪させることがある．投与開始の前後に，せん妄や不穏が出現していないか，注意が必要である．
- 抗コリン作用（MEMO 7）のある薬物が，せん妄の原因，要因になっている場合がある．一般的に処方されている薬物の多くに抗コリン作用があり，これらが重複して処方されている場合がある（表6）．
- また，高齢者では抗コリン作用のある薬物に対する耐性が低下しており，

常用量でも副作用が現れることがあるため，せん妄の原因になりやすい．
- ジギタリス製剤による中毒で，精神神経系の副作用（抑うつ，不眠，せん妄，頭痛，めまい，など）が現れることがある．血中濃度を測定することにより，中毒の有無を確認する必要がある．
- H_2ブロッカー（H_2受容体拮抗薬）によるせん妄は，まれではあるが他の要因と重なって誘因されて発生する場合もあるので，せん妄が起きた場合には検討が必要な薬物である．

ケアのポイント
- せん妄の原因に薬物が関連していると考えられる場合は，中止または減量する．現実には継続が必要なことも多く，せん妄の発生リスクを認識して対応する．

▌離脱反応を起こす薬物
- 摂取だけでなく，長期間使用した薬物の急激な減量や中断によって起きる離脱反応も転倒の要因になり得る．長期間，高用量の場合ほど発現しやすく，作用時間が短い薬物ほど早く症状が現れる．
- バルビツール酸系薬，ベンゾジアゼピン系薬，抗うつ薬，麻薬性鎮痛薬などの中枢神経系薬物が原因となる．不安，不眠，焦燥，神経過敏，食欲不振，幻覚，錯乱，せん妄，痙攣発作などの精神症状と，発汗，動悸，顔面紅潮などの自律神経症状が現れる[9]．
- 中枢神経系薬物以外では，ステロイド薬離脱症候群がある．倦怠感，脱力感，関節痛，頭痛，悪心・嘔吐，下痢，血圧低下などの症状が現れる[6]．

▌頻尿・下痢を起こす薬物
- 頻尿や前立腺肥大などの泌尿器疾患があると夜間排尿による中途覚醒が生じやすく，トイレへの移動で転倒が起こることが多い．
- 薬物による症状も転倒の原因となる．利尿薬による頻尿，便秘薬による下痢，抗がん薬のなかには激しい下痢を引き起こすものもある．
- さらに，浣腸では急激な腹圧低下で血管迷走神経反射による血圧低下も起きることがあるので，高齢者への夜間使用は避ける．

▌抗がん薬
- 抗がん薬が転倒・転落の要因となる主な副作用は，神経障害と貧血が考えられる．また，大量水負荷による頻尿も原因になりやすい．

神経障害
- 抗がん薬による神経障害は，①中枢神経系，②末梢神経系，③自律神経系，④味覚・嗅覚・視覚などの感覚器障害がある[10]（**表7**）．また，薬物により特異的に現れる[11]（**表8**）．
- 手足のしびれなどの末梢神経系の障害が現れやすく，歩行時のふらつきによる転倒の原因になる．

MEMO 7 抗コリン作用：抗コリン作用は，アセチルコリンの作用を遮断する薬物が原因で起こる．アセチルコリンは神経伝達物質で，つまり神経信号を近隣の神経細胞や筋肉または腺の標的細胞に伝達するために神経細胞が放出する化学伝達物質である．アセチルコリンは，心臓や気道などの平滑筋（不随意筋）細胞の収縮を刺激する．抗コリン作用には，錯乱，目がかすむ，便秘，口の渇き，ふらつき，排尿困難，膀胱の制御喪失などがある[8]．

表6　抗コリン作用のある薬物

抗うつ薬（とくに三環系）
ベンゾジアゼピン系薬物
抗精神病薬
抗パーキンソン病薬
筋弛緩薬
解熱鎮痛薬
抗ヒスタミン薬
気管支拡張薬
抗不安薬
鎮痙薬
頻尿治療薬
抗不整脈薬（Ⅰa群）　など

表7 抗がん薬により起こる神経障害

①中枢神経系の障害	精神症状	睡眠障害, 見当識障害, 認知症, 幻覚, 幻聴, 気分の変調など
	神経症状	痙攣, 麻痺, 運動失調, 知覚障害
	不定愁訴	頭痛, めまい, 倦怠感
②末梢神経系の障害		四肢末端のしびれ感, 知覚性運動失調, 深部腱反射の低下, 筋力の低下
③自律神経系の障害		便秘, 腹痛, 排尿障害(尿閉), 勃起不全, 起立性低血圧, 麻痺性イレウス
④感覚器の障害		難聴, 耳鳴, 前庭性平衡障害, 味覚障害, 嗅覚障害, 網膜症, 視神経炎など

(佐々木常雄監:癌化学療法副作用対策のベスト・プラクティス, p.63〜66, 照林社, 2004および真野和夫:新しい有害反応対策──神経障害, Jpn J Cancer Chemother, 30:779〜786, 2003を参考に作成)
(有吉 寛, 佐藤禮子監, 川地香奈子:がんの化学療法と看護. No.11, がん化学療法と症状管理⑧ 神経障害, p.2, 協和企画, 2005)

表8 神経毒性による主な症状

抗がん薬	症　状
ビンカアルカロイド: 硫酸ビンクリスチン (商品名:オンコビン)	・指先のしびれ感, 深部腱反射低下などの末梢神経障害. 進行する垂足, 筋力低下, 歩行困難, 麻痺 ・便秘や排尿障害など自律神経障害. 進行すると消化管イレウスや尿閉 ・嗄声, 複視, 顔面神経麻痺などの脳神経症状
プラチナ(白金)製剤: シスプラチン (商品名:ブリプラチン, ランダ)	・下肢やつま先のしびれ感など感覚性の末梢神経障害 ・高音域の感覚障害
オキサリプラチン (商品名:エルプラット)	・冷感刺激による末梢神経障害 ・嚥下困難感 ・咽頭周囲の絞扼感 ・手足, 口唇, 咽頭周囲のしびれ感や疼痛
メトトレキサート (商品名:メソトレキサート)	・精神症状, 意識障害, 言語障害
タキサン系抗がん薬: パクリタキセル (商品名:タキソール)	・手袋, 靴下型分布の末梢神経障害 ・口腔周囲の感覚異常や灼熱感などの末梢神経障害 ・振動覚の低下, 深部腱反射低下, 起立性低血圧
イホスファミド (商品名:イホマイド)	・傾眠, 錯乱, 昏睡などの中枢神経障害
シタラビン (商品名:キロサイド, サイトサール)	・どもり, 歩行障害, 認知症症状, 昏睡などの中枢神経障害

(佐々木常雄監, 名島悠峰:神経障害のケア. 決定版 がん化学療法のベストケア──抗がん剤の知識が身につく 副作用対策ができる. エキスパートナース, 11月臨時増刊号, 22(14):129, 2006より改変)

- 神経障害は1回投与量, 総投与量に相関する. 蓄積性があり, 繰り返し投与により症状も強く, 範囲も広く現れるようになってくる.
- 近年汎用されるようになったタキサン系の薬物は, 投与開始2〜3日後から四肢末梢のしびれや関節痛, 筋肉痛が発現しやすい. 足首から下の部位と手首から先にしびれ感,灼熱感が生じやすく転倒につながるおそれがある.

ケアのポイント
- 抗がん薬の神経症状に対する有効な予防法や治療法は確立されていないのが現状であるため, 早期発見による対処が重要である. しかし, 神経障害の自覚症状の訴えは必ずあるわけではなく, その訴えもあいまいな場合がある.

- 神経症状についての情報提供や質問のしかたも，工夫が必要になってくる．また，短期入院や外来での化学療法も多く行われるようになってきたため，在宅中の注意を教育する必要がある．

貧血
- 骨髄抑制は多くの抗がん薬で起きる．骨髄抑制による赤血球減少で貧血が起きる．抗がん薬投与後2週間以降に，赤血球減少が現れる．

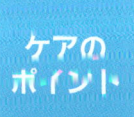

ケアのポイント
- ヘモグロビン値8g/dL以下で，動悸，息切れ，めまい，倦怠感，ふらつきなどの症状が現れる．進行が遅いため自覚症状がない場合もあり，自覚症状がないまま転倒を起こすこともあるので注意する．

大量水負荷
- シスプラチン，メトトレキサート(大量)を使用する化学療法を行う場合，その腎毒性による腎障害を予防するため，輸液による大量水負荷と利尿を行う．

ケアのポイント
- 頻回の排尿のため，トイレ移動の回数が増加する．輸液バッグで重くなっている点滴台を押しての移動であり，さらに抗がん剤治療による疲労も加わるため，転倒の原因になりやすい．
- トイレ移動や採尿方法について，転倒リスク回避を十分に考慮した環境を整える必要がある．

多剤併用による影響

- 併用薬が増えることで，副作用の発現頻度が高くなることはよく知られている．高齢者は多くの疾患をもつため，症状や訴えに応じて処方される薬物も多くなりがちである．漫然と継続使用されていると思われる例も見受けられ，これも併用薬が多くなる一因となっている．
- 多剤併用により，副作用が起きやすくなる理由として，次のことがあげられる．
  - 高齢者では代謝機能の低下や薬物感受性の亢進があり，常用量でも副作用が発現しやすくなっている
  - 個々の薬物が単剤では副作用の程度や発現率が低い場合でも，併用薬が増えると副作用の集積により発現する可能性がある
  - 薬物の相互作用により血中濃度が上昇し，副作用が起きやすくなる
- 処方薬が増加するに伴い，転倒のリスクが増加するとの報告もある[12]（図2）．
- また，2006年9月に厚労省研究班が転倒のリスクと指摘される22項目を調査，分析し，とくに転倒との関連が深い5項目で「簡易式転倒チェックシート」を作成した（図3）．
- 項目の1つに「毎日5種類以上の薬を飲んでいる」がある．
- しかし，処方薬を減らしても転倒リスク軽減にならない場合もあることを

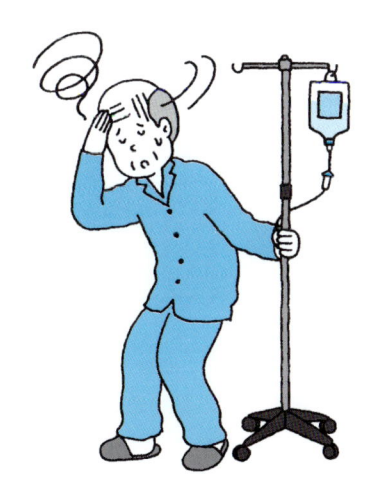

考慮する必要がある．多剤併用を必要とする疾患自体が転倒リスクを高めている場合や，併用しても相互作用の問題がない薬剤の場合である．

ケアのポイント
- 使用する薬物の種類，用量を必要最小限にするように検討したり，再評価することで，転倒のリスクを軽減できる場合もあると考えられる．

転倒・転落後に健康被害を及ぼす可能性のある薬物

骨折リスクを高める薬物

- 骨粗鬆症の危険因子になる薬物には，副腎皮質ステロイド，メトトレキサート，ヘパリン製剤，ワルファリン，抗てんかん薬，リチウム製剤，タモキシフェン，アロマターゼ阻害薬などがあり，転倒による骨折のリスクを高める．
- なかでも副腎皮質ホルモン薬によるステロイド性骨粗鬆症は，続発性骨粗鬆症の中で最も頻度が高い．原発性骨粗鬆症と異なり，年齢，性，人種などと無関係に発生する．ステロイドを使用する診療科は多く，疾患にかかわらず発生する．また，高い骨密度でも骨折を起こす，つまり骨質の劣化を起こす．
- 使用量に応じて骨折リスクは増加する．また低用量であっても骨折発生があり，骨折リスクの安全域はないといえる．したがってステロイド投与中の患者では，投与量にかかわらず骨折リスクがあることを考慮する必要がある（図4）．
- ステロイド使用量が2.5mg/日以上では，投与後3〜6か月で骨折リスクが急増する（図5）．

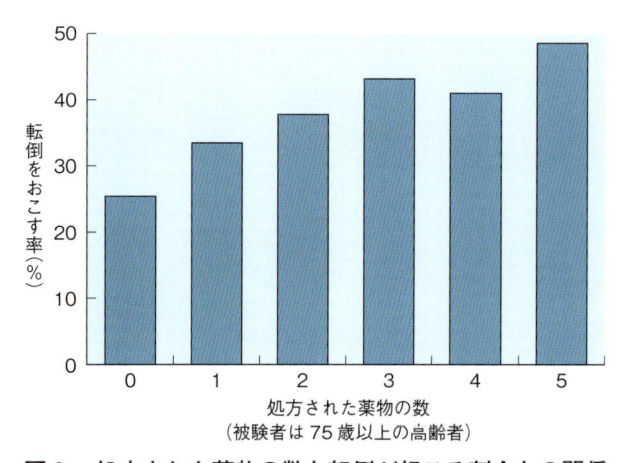

図2　処方された薬物の数と転倒が起こる割合との関係
(Blake AJ, et al：Falls by elderly people at home：prevalence and associated factors. Age and Ageing，17：365〜372，1988を改変)

該当項目	点数
□過去1年間に転んだことがある	5点
□背中が丸くなってきた	2点
□歩く速度が遅くなったと思う	2点
□杖を使っている	2点
□毎日5種類以上の薬を飲んでいる	2点
6点以上は要注意	合計　　点

図3　簡易式転倒チェックシート

- 『ステロイド性骨粗鬆症の管理と治療のガイドライン2004年度版』では，骨折予防効果のある薬物として，ビスホスホネート製剤を第一選択，活性型ビタミンD_3製剤とビタミンK_2製剤を第二選択として推奨している．

出血傾向をきたす薬物

- 出血傾向を増強させる薬物を投与中および投与後の場合，転倒による軽度の打撲においても出血の重症化を引き起こす危険性がある．外傷による出血だけでなく，深部臓器にも起こる可能性を考慮する．

抗血栓薬

- 抗血栓薬は，循環器疾患，脳梗塞の治療と予防に欠かせない．また，下肢整形外科手術，腹部外科手術による静脈血栓塞栓症を予防するために，低分子ヘパリンや選択的Xa因子阻害薬の周術期での使用も普及してきた．
- しかし，抗血栓薬は出血リスクを増大させ，出血の重症度も高める．とくに頭蓋内出血は生命予後と機能予後に大きく影響する．抗血栓薬療法中では，比較的軽微な転倒などの頭部外傷でも急性硬膜下血腫が生じやすく，急速に血腫が増大し，状態が悪化する．表9に主な抗血栓薬を示す．

血小板・凝固因子に異常を起こす薬物

- 血小板減少，血小板機能低下などの血小板異常や凝固因子の異常を起こす薬物は，出血傾向を増強する可能性がある．多くの薬物があり，主な薬物を表10に示す．

おわりに

- 転倒・転落の要因となる薬物は多岐にわたる．そして薬物により転倒が発生する機序も，多くの要因と複雑に関連している．転倒と薬物との関連を検討するときには，身体的疾患や環境要因なども考察しなければならない．

表9 主な抗血栓薬

ヘパリン類	未分画ヘパリン，低分子ヘパリン，ダナパロイドなど
合成Xa阻害薬	フォンダパリヌクス，エドキサバントシルなど
経口抗凝固薬	ワルファリン，ダビガトランなど
合成抗トロンビン薬	アルガトロバンなど
抗血小板薬	アスピリン，チクロピジン，クロピドグレル，シロスタゾール，ベラプロスト，サルポグレラート，リマプロスト，ジピリダモール，イコサペント酸，オザグレルなど
血栓溶解薬	ウロキナーゼ，t-PA（アルテプラーゼ，モンテプラーゼ）

表10 血小板・凝固因子に異常を起こす主な薬物

- 抗がん薬
- インターフェロン
- 非ステロイド性鎮痛薬（COX-2選択性のあるCOX-2阻害薬は，血小板に対する影響が比較的少ない）
- バルプロ酸ナトリウム（抗てんかん薬）
- ペニシリン系・セフェム系抗生物質など

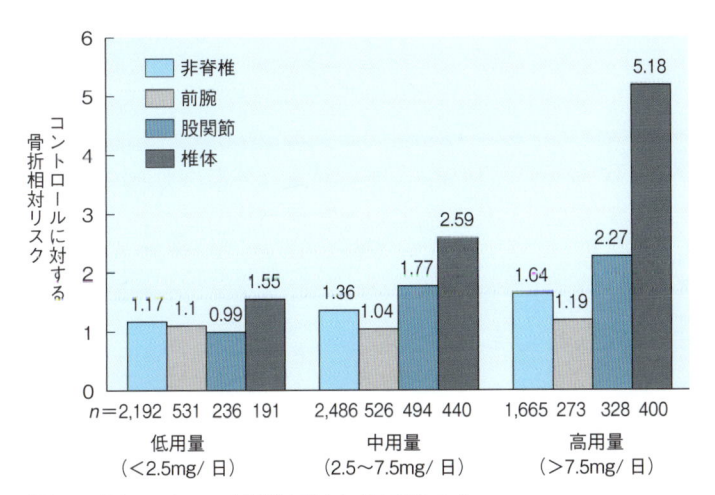

図4 経口ステロイド使用量と骨折リスク
（Van Staa TP, et al：Use of oral corticosteroids and risk of fractures. J Bone Miner Res，15：993，2000をもとに作成）

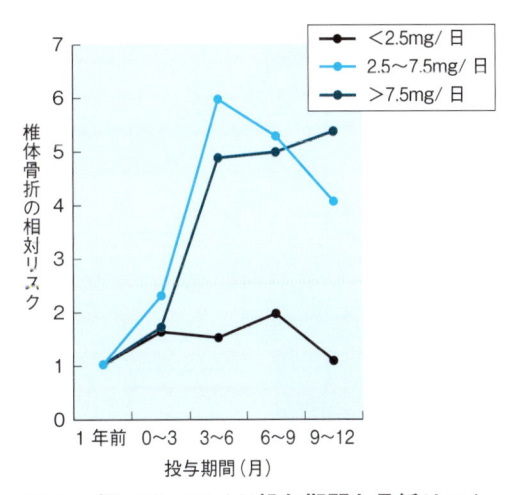

図5 経口ステロイド投与期間と骨折リスク
（Van Staa TP, et al：The epidemiology of corticosteroid-induced osteoporosis：a meta-analysis. Osteoporos Int，13：777，2002）

- 転倒のリスクがある薬物を使用している患者について，または転倒が発生した場合は，薬剤師も含め専門性をもつそれぞれの職種が医療チームのなかでアセスメントする必要がある．
- また，薬剤師は病棟での薬物管理指導業務やカンファレンスなどを通じて，転倒の要因となる薬物について他のスタッフや患者に情報提供し，病院内のみでなく，在宅でも転倒を起こさないようにしていく必要がある．

引用・参考文献

1) 鈴木隆雄：高齢者の転倒事故．Journal of Clinical Rehabilitation，10(11)：955〜959，2001．
2) 葛原茂樹：老人の転倒を来たしやすい薬物．Geriatric Medicine，29(5)：671〜675，1991．
3) 谷口充孝監，徳島裕子編：不眠症と睡眠薬——患者さんの疑問に答えるQ&A，p.31，フジメディカル出版，2005．
4) 睡眠障害の診断・治療ガイドライン研究会，内山　真編：睡眠障害の対策と治療ガイドライン．p.103〜104，じほう，2004．
5) 藤田茂，鈴木荘太郎：転倒・転落と薬剤の関係に関する研究．病院管理，41(3)：117〜184，2004．
6) 前掲4)．p.143〜144
7) (社)日本薬学会ホームページ「薬学用語解説」
8) メルクマニュアル家庭版オンライン版
9) 日本病院薬剤師会編：重大な副作用回避のための服薬指導情報集3．p.40〜41，じほう，1999．
10) 有吉　寛，佐藤禮子監，川地香奈子：がんの化学療法と看護，No.11，がん化学療法と症状管理⑧　神経障害．p.2，協和企画，2005．
11) 佐々木常雄監，名島悠峰：神経障害のケア．決定版 がん化学療法のベストケア——抗がん剤の知識が身につく 副作用対策ができる．エキスパートナース，11月臨時増刊号，22(14)：129，2006．
12) 澤田康文：薬の併用を考える．p.121，文光堂，1998．
13) Blake AJ, et al：Falls by elderly people at home：prevalence and associated factors．Age and Ageing，17：365〜372，1988．
14) 徳島裕子：睡眠薬．病気と薬の説明ガイド2007．薬局，3月増刊号，58(4)：1117，2007．

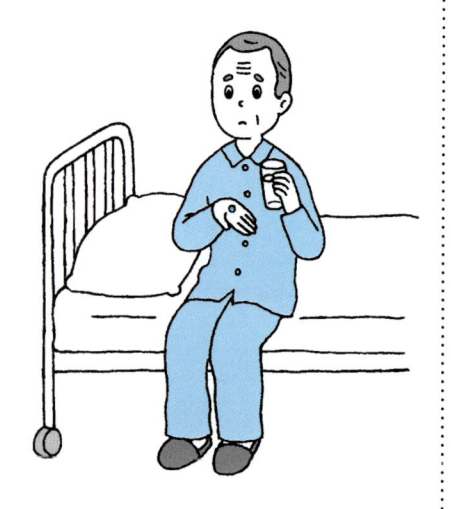

CHAPTER 3

危険性の予測——アセスメントシートの活用

SECTION 1
転倒・転落アセスメントシートとは
SECTION 2
独自アセスメントシートの作成
SECTION 3
アセスメントシートの活用と今後

CHAPTER 3 危険性の予測──アセスメントシートの活用

SECTION 1

転倒・転落アセスメントシートとは

Key Point

◆転倒・転落事故は患者要因の影響が多いことがわかっている．そこで，どのような患者に対しても，患者要因から事故の危険性を予測できる指標が必要となる．
◆アセスメントシートとは，1人の患者に対してその患者がもっている患者要因をチェックすることで，患者状態を詳細に把握できる評価表である．
◆アセスメントシートの目的は，
・患者要因の総合点から転倒・転落の危険性を評価する
・チェックされた要因から危険な患者行動を予測する
・複数回使用することで患者要因の変化に対応する
などである．
◆転倒・転落防止の具体的なツールとして，アセスメントシートの研究が行われるようになった．

はじめに

● 転倒・転落事故は患者要因の影響が強いことがわかっている．そこで，どのような患者に対しても，患者要因から事故の危険性を予測できる指標が必要となる．アセスメントシートとは，1人の患者に対してその患者がもっている患者要因をチェックすることで，患者状態を詳細に把握できる評価表である．
● アセスメントシートには，項目のみが列挙されているものと，項目ごとにスコア化されているものがある．
● アセスメントシートの本来の目的は，各患者要因からその患者の危険性を総合的に評価することである．
● しかし，危険性の評価だけなく，その他の目的にも活用することが可能であり，より効果的になる．

アセスメントシートの目的

● アセスメントシートの目的を表1に示す．

表1 アセスメントシートの目的

①患者要因の総合点から転倒・転落の危険性を評価する
②チェックされた要因から危険な患者行動を予測する
③複数回チェックすることで患者要因の変化に対応する

- 目的の①は，各患者がもっている患者要因をチェックすることで，転倒・転落の危険性を総合的に判断することである．このことで，危険性の高い患者を抽出することが可能となり，病棟内で重点的な対応を行うことができる．
- ②は，各患者要因がチェックされることで患者の行動を予測し，転倒・転落事故の防止対策に結びつけることができる．
- ③は，各患者に対して一度だけアセスメントシートを使用するのではなく，事故があった場合は事故後を含めて複数回チェックを繰り返すことで，どの要因が増減したかを把握でき，患者要因の変化に瞬時に対応することができる．

アセスメントシートの動向

- 転倒・転落の予防対策に対しての研究は，近年多く取り組まれてきた．過去2006～2011年までの研究の動向について，テーマ・内容について，データベース医学中央雑誌より，過去5年間の中からキーワードを「転倒・転落」と「アセスメントシート」と「看護」，「原著論文」で検索を行った．検索の結果，26件が抽出され，それらを「テーマ」ごとに文献の動向を分類した．
- 「アセスメントシート」をもとに「看護師のアセスメント評価」に関するもの[1,7,26] 3件，「転倒・転落の危険因子の分析」に関するもの[3,6,17,19,22] 5件，「アセスメントシートの有効性の分析」に関するもの[4,9,10,21,25] 5件であった．
- 質問紙を用いて行われた研究では，「看護師の意識調査」に関するもの[2,11,13,24] 3件，「アセスメントシートの作成」に関するもの[8] 1件，「アセスメントシートの有効性」に関するもの[15]が1件であった．その他は，インシデントレポートをもとに「看護師のアセスメント能力の分析」に関するもの[14,18,20,23] 4件，「転倒転落への看護介入」[5,12]に関するもの2件，「実践報告」[16]であった．
- 2002年に日本看護協会より転倒・転落アセスメントシートが提言され，導入した各病院で転倒・転落に関するガイドラインが作成されており，近年ではそのケアの評価に関する取り組みが多くされてきた．看護師のアセスメント能力の差異に関すること，また病院や疾患による特徴を考慮したアセスメントシートの改良などが着眼点となっている．
- 転倒・転落に関する取り組みを行っても，いったんは事故発生は低下するが，非プロセス型の事故であるため，必ずしも減少し続けることがなく，各病院での課題として残っている．
- アセスメントシートを取り入れるだけでなく，転倒・転落対策として看護計画・ガイドラインの作成を行い，その評価を行っている研究もみられている．アセスメントシートでの評価だけでは危険度の高い患者を抽出するだけであり，具体的な対策も大きな課題となっている．

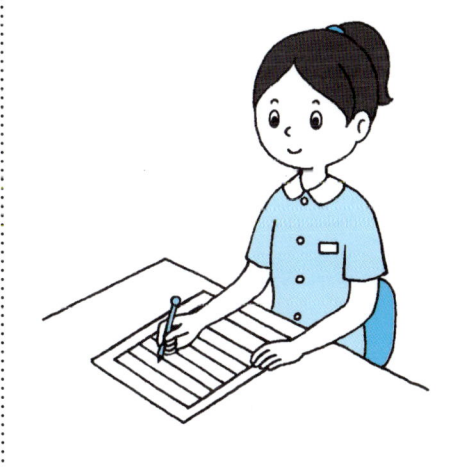

- 物的対策だけでなく，近年は患者参画での看護計画を立案する取り組みも報告されている[27,28]．医療者側だけでの対策には限界があり，患者・家族の参画による予防対策が必要とされている．

引用・参考文献

1) 杉原有希子ほか：脳血管障害患者の転倒・転落対策について考える　転倒・転落アセスメントシートをもとに．鳥取臨床科学研究会誌，3(1)：41～47，2011．
2) 林　良枝ほか：病棟に勤務する看護師の転倒・転落に対する意識調査．奈良県立三室病院看護学雑誌，26：1～6，2011．
3) 永藤　操ほか：『転倒・転落アセスメントスコアシート』高次脳機能障害項目の有効性の検証．茨城県立医療大学付属病院研究誌，13：83～92，2010．
4) 宮本美奈子ほか：転倒・転落アセスメント・スコアシートと脳卒中患者に対する転倒予測アセスメントシートの比較．Brain Nursing，26(7)：733～739，2010．
5) 濱砂明子ほか：精神疾患患者の転倒防止にバランス機能の改善を試みて　薬剤リスクのある患者への運動トレーニング．中国四国地区国立病院機構・国立療養所看護研究学会誌，5：60～63，2009．
6) 近藤ひとみ：内科病棟における転倒・転落の実態と今後の課題　インシデントレポートと転倒・転落アセスメントシートより．中濃厚生病院年報，7：73～78，2007．
7) 帆足直子ほか：転倒転落アセスメントスコアシートのガイドラインの導入と評価．日本看護学会論文集：成人看護II，39：361～363，2009．
8) 渡邊　進ほか：【事例から学ぶ転倒対策　積極的動作支援への挑戦】回復期リハビリテーション病棟での転倒　現状分析とアセスメントシートの開発　脳卒中を中心に．臨床看護，35(3)：313～323，2009．
9) 三原輝子ほか：アセスメントシートを活用しての認知症高齢者に対する転倒・転落予防　当院で使用しているアセスメントシートを分析して．日本精神科看護学会誌，51(3)：557～561，2008．
10) 長内美奈子ほか：改訂版『転倒・転落アセスメントシート』スコア化実施による妥当性の評価．茨城県立医療大学付属病院研究誌，11：5～9，2008．
11) 戸川弓枝ほか：転倒・転落防止に関する看護師の意識をアンケート調査して　チェックリスト，アセスメントシートを継続的に生かしているか．因島総合病院医学雑誌，14：44～49，2008．
12) 森岡真理子ほか：転倒・転落防止対策をスタッフへ周知するためにフローチャートを活用した効果．日本看護学会論文集：看護管理，38：92～94，2008．
13) 鶴原智恵ほか：転倒防止対策におけるアセスメントシート活用と看護介入の変化．日本医学看護学教育学会誌，13：12～17，2004．
14) 高津優子ほか：急性期病院の内科病棟における高齢者の転倒予防　転倒した高齢患者の特徴を分析し，看護師が共有することの効果．日本看護学会論文集：老年看護，37：56～58，2007．
15) 吉田麻里ほか：転倒経験者の思いを知り，今後の転倒予防に活かす　患者の認識，看護師との認識の違いとは．ナーシング，27(10)：124～128，2007．
16) 佐竹夏希ほか：神経内科病棟における転倒事故予防の取り組み．Osteoporosis Japan，15(2)：305～306，2007．
17) 大石智子ほか：転倒転落アセスメントシートの分析．名古屋市立大学病院看護研究集録，2005：152～154，2006．
18) 福留元美ほか：有効な転倒転落防止プランに向けて　個々のアセスメント能力の向上を図る．名古屋市立大学病院看護研究集録2005：73～78，2006．
19) 霜島八重子ほか：脳血管障害患者における転倒転落アセスメントスコアの実態調査　認識力項目に着目した分析より．日本看護学会論文集：看護総合，37：424～426，2006．
20) 荒木みゆきほか：転倒予防対策における看護師の認識状況　インシデントを体験した看護師の面接より．日本看護学会論文集：看護総合，37：405～407，2006．
21) 井内基子ほか：当院における転倒事故の実際と今後の課題．逓信医学，58(5)：337～343，2006．
22) 西村友紀ほか：転倒・転落発生予測アセスメントシートを作成・使用しての検討　危険因子と情報共有の重要性に着目して．西脇市立西脇病院誌，6：46～54，2006．
23) 尾西孝一：看護部インシデントレポート集計報告．砂川市立病院医学雑誌，23(1)：76～77，2006．
24) 早川左希子ほか：転倒転落アセスメントスコアシートを活用して　看護師の意識調査から．福島県農村医学会雑誌，48(1)：101～103，2006．
25) 滝澤貴子ほか：高齢者の転倒リスク要因の分析　効果的な転倒リスクアセスメントシート作成に向けて．日本看護学会論文集：老年看護，36：175～177，2006．
26) 田村美幸ほか：高齢患者の転倒における危険因子の認識．日本看護学会論文集：老年看護，36：56～58，2006．
27) 中島美枝ほか：患者参画型看護計画と看護師の自律性との関連性の検討　転倒・転落予防に焦点を当てて．日本看護学会論文集：老年看護，40：111～113，2010．
28) 山田恵子ほか：転倒・転落事故防止への取り組み　患者・家族参加型の医療安全策を試みて．県西部浜松医療センター学術誌，1(1)：100～102，2007．

CHAPTER ③ SECTION 2

危険性の予測——アセスメントシートの活用

独自アセスメントシートの作成

Key Point

◆従来のアセスメントシートでは，項目やスコアの決定においてデータに基づく根拠に乏しく，事故を起こす患者の予測精度が不足していると考えられた．
◆アセスメントシート作成は，
　・危険要因の抽出
　・チェックリストの作成
　・スコア化
　・危険度基準の決定
　・使用時期の決定
の手順で行う．
◆武蔵野赤十字病院では，アセスメントシートを実際に作成するにあたり，作成手順にしたがって，「数量化Ⅱ類」による患者要因分析を行った．

スコア化のために

- SECTION 1で述べたように，アセスメント項目やその分類は研究によりさまざまであることがわかる．しかしこれらは，データの解析から項目やスコアを決定することが望ましいとしながらも，具体的な方法は提案されていない．
- スコア化されているアセスメントシートは少なかったが，日本看護協会が紹介したあとに，同じスコア基準によるアセスメントシートが次々と発表されるようになってきた．また，すべての要因を1点としてスコア化しているところもある．
- しかし，これらのスコア化は，事故の既往歴のある患者の要因のみで決定され，既往歴のない患者の要因は考慮されていない．
- このことにより，従来のアセスメントシートでは，項目やスコアの決定においてデータに基づく根拠に乏しく，事故を起こす患者の予測精度が不足していると考えられた．

MEMO 1 数量化Ⅱ類：観測値が複数の値からなる多変量データを統計的に扱う「多変量解析」の「数量化理論」の手法の1つ．p.52 COLUMN「多変量解析と数量化Ⅱ類」を参照

表1　アセスメントシート作成の手順

手順1　危険要因の抽出
「数量化Ⅱ類」による解析を行い，事故への危険性を高める要因を求める
手順2　チェックリストの作成
手順1の要因で，事故への影響がないと思われるものをはずし，チェックリストを作成する
手順3　スコア化
「数量化Ⅱ類」の判別係数に応じて，各要因にスコア配分を行う
手順4　危険度基準の決定
総合評価の危険度基準を決める．事故を起こした患者は危険度Ⅱ，Ⅲ，起こしていない患者は危険度Ⅰに該当するようにする
手順5　適用時期の決定
各患者に対して，アセスメントシートの適用時期を決める

- 武蔵野赤十字病院では，早稲田大学との共同研究で，「数量化Ⅱ類」（MEMO 1）を用いて解析し，独自にアセスメントシートを作成することとした．

アセスメントシートの作成

アセスメントシート作成の検討

- 事故の既往歴がない患者に対しても有効で，項目やスコアがエビデンスに基づいて決定され，事故を起こす患者の予測精度が高いアセスメントシートの作成を目的として，表1の手順でアセスメントシート作成を検討した．
- 手順5は，患者要因が変化する可能性のある時期や事故が起こりやすい時期を特定し，アセスメントシートを適用する時期を設定した．事故報告書を分析したところ，事故を起こした患者の約5割は入院あるいは転入の1週間以内に事故を起こしていた．そのため，入院時，2〜3日目，1週間後の3回は，アセスメントシートによるチェック（アセスメントシートの適用）を行うものとする．
- さらに，病状変化時も患者要因が変化する時期であると考えられるため，この時期も行うものとする．

アセスメントシートの作成

- アセスメントシートを実際に作成するにあたり，表1の作成手順にしたがって「数量化Ⅱ類」による患者要因分析を行った（武蔵野赤十字病院の場合）．

手順1　危険要因の抽出

- まず，事故報告書から事故に影響を与えていると思われる患者の危険要因をすべてあげた．
- 武蔵野赤十字病院の事故報告書から抽出された危険要因は全部で45項目であった（表2）．
- 次に，これら45項目に関し，当院で転倒・転落事故を起こした患者（38人）と事故を起こしていない患者（329人）のデータを採取した．
- このデータから事故の既往歴の有無（1：有，0：無）を「目的変数」，残りの44項目を「説明変数」（p.52 COLUMN「多変量解析と数量化Ⅱ類」を参照）とし，「数量化Ⅱ類」による分析を行った．
- 表3は，「数量化Ⅱ類」で変数選択した結果の表である．色をつけたものは変数（要因・項目）のうち，F比の値が2以上のものである．分析の結果，誤判別率が10.4％と精度の高いモデルを得ることができた．そして，転倒・転落に影響があると考えられる項目は全部で19項目（表4と表5の項目）あった．
- この19項目は，次の①，②の2つの意味合いに解釈された．今回の「数量

表2 事故報告書から抽出された危険要因45項目

1. 転倒・転落の既往歴
2. 年齢
3. 見当識障害
4. 視力障害
5. 聴力障害
6. 平衡感覚障害
7. 麻痺
8. しびれ感
9. 骨・関節異常
10. 筋力低下
11. 車椅子・杖・歩行器使用
12. 移動介助
13. ふらつき
14. 寝たきり
15. 寝たきりで手足は動かせる
16. 自由に動ける
17. 認知症の症状
18. 不穏行動
19. 判断力,理解力低下
20. 鎮痛薬
21. 睡眠安定薬
22. 麻薬
23. 抗パーキンソン薬
24. 下剤
25. 降圧利尿薬
26. 化学療法薬
27. その他の薬物
28. 尿・便失禁
29. 頻尿
30. 夜間トイレにいくことが多い
31. ポータブルトイレ使用
32. 車椅子トイレ*使用
33. 膀胱留置カテーテル使用
34. トイレまで距離がある
35. 排泄介助
36. 発熱
37. 貧血症状
38. 手術後
39. リハビリテーション開始時期,訓練中
40. 病状変化時
41. ナースコールを押さないで行動しがち
42. ナースコールを認識できない,使えない
43. 何事も自分でやる
44. 環境変化に慣れていない
45. 目立った行動を起こしている(落ち着かない)

*「車椅子トイレ」とは,ポータブルトイレを使用せず,車椅子にて,患者をトイレに誘導すること

表4 事故を起こす危険性を高める要因

- 6. 平衡感覚障害
- 10. 筋力低下
- 11. 車椅子・杖・歩行器使用
- 13. ふらつき
- 16. 自由に動ける
- 17. 認知症の症状
- 19. 判断力,理解力低下
- 21. 睡眠安定薬
- 29. 頻尿
- 34. トイレまで距離がある
- 37. 貧血症状
- 38. 手術後
- 41. ナースコールを押さないで行動しがち
- 45. 目立った行動を起こしている(落ち着かない)

表5 事故を起こす危険性を低める要因

- 7. 麻痺
- 12. 移動介助
- 15. 寝たきりで手足は動かせる
- 18. 不穏行動
- 40. 病状変化時

表3 「数量化Ⅱ類」で変数選択した結果

1N		$(D)^2$	$(D')^2$	$(D'')^2$	
45	マハラノビス距離	8.192	7.21	6.33	
	誤判別率(%)	7.621	8.97	10.42	

vNo.		D^2	D^2の差	誤判別率	F比	判別係数
	定数					7.407
2	年齢	8.217	0.026	7.589	0.47	
3	見当識障害	8.194	0.002	7.618	0.036	
4	視力障害	8.193	0.001	7.619	0.025	
5	聴力障害	8.192	0	7.621	0.002	
1N 6	平衡感覚障害	7.905	−0.226	7.91	4.203	
	無					0
	有					1.893
1N 7	麻痺	7.67	−0.522	8.307	9.847	
	無					0
	有					−2.495
8	しびれ感	8.194	0.003	7.617	0.05	
9	骨・関節異常	8.192	0	7.621	0.005	
1N 10	筋力低下	7.933	−0.258	7.952	4.809	
	有					0
	無					−1.471
1N 11	車椅子・杖等	8.061	−0.13	7.786	2.41	
	無					0
	有					1.153
1N 12	移動介助	7.698	−0.493	8.268	9.295	
	無					0
	有					2.313
1N 13	ふらつき	7.869	−0.323	8.037	6.024	
	無					0
	有					1.696
14	完全寝たきり	8.264	0.072	7.531	1.319	
1N 15	寝たきり手足	7.998	−0.193	7.867	3.583	
	無					0
	有					−1.441
1N 16	自由に動ける	7.891	−0.301	8.008	5.605	
	無					0
	有					1.455
1N 17	認知症	7.15	−1.041	9.061	20.222	
	有					0
	無					−4.91
1N 18	不穏	7.843	−0.349	8.072	6.527	
	無					0
	有					−2.863
1N 19	判断力低下	7.39	−0.801	8.703	15.357	
	有					0
	無					−2.99
20	鎮痛薬	8.195	0.003	7.617	0.056	
1N 21	睡眠安定薬	7.947	−0.245	7.934	4.553	
	有					0
	無					−1.333
22	麻薬	8.21	0.019	7.597	0.342	
23	パーキンソン	8.195	0.004	7.616	0.069	
24	下剤	8.214	0.023	7.593	0.413	
25	降圧利尿薬	8.214	0.022	7.593	0.412	
26	化学療法薬	8.227	0.036	7.577	0.651	
27	その他薬物	8.23	0.038	7.573	0.699	
28	失禁	8.215	0.023	7.592	0.425	
1N 29	頻尿	7.793	−0.398	8.139	7.469	
	有					0
	無					−3.179
30	夜間トイレ	8.225	0.034	7.579	0.617	
31	ポータブルトイレ	8.292	0.1	7.497	1.835	
32	車椅子トイレ	8.204	0.013	7.605	0.231	
33	カテーテル	8.254	0.062	7.543	1.14	
1N 34	トイレ距離	7.687	−0.505	8.283	9.516	
	無					0
	有					3.004
35	排泄介助	8.208	0.017	7.6	0.304	
36	発熱中	8.23	0.039	7.573	0.705	
1N 37	貧血	8.038	−0.153	7.815	2.834	
	無					0
	有					1.311
1N 38	手術後	8.061	−0.131	7.786	2.413	
	無					0
	有					1.062
39	リハビリ時期	8.217	0.025	7.589	0.462	
1N 40	病状変化	8.048	−0.143	7.803	2.651	
	有					0
	無					1.409
1N 41	ナースコール押さない	7.33	−0.862	8.792	16.571	
	有					0
	無					−3.7
42	ナースコール使用不可	8.273	0.082	7.519	1.497	
43	何事も自分	8.239	0.048	7.561	0.875	
44	環境変化	8.218	0.027	7.587	0.491	
1N 45	目立った行動	8.015	−0.177	7.846	3.28	
	無					0
	有					2.28

化Ⅱ類」による結果は，判別係数がプラスのものは事故を起こす，マイナスのものは事故を起こさないと判別されるものである．

①事故を起こす危険性を高める要因(項目)
 ・その要因が「有」の場合に判別係数がプラスのもの，つまりその要因をもっていることで事故を起こす危険性を高めるもの
 ・その要因が「無」の場合に判別係数がマイナスのもの，つまりその要因をもっていなかったら事故を起こす危険性を低めるもの

②①とは逆の意味合いで，事故を起こす危険性を低める要因

- ①に該当する要因は14項目あった(表4)．
- ②に該当する要因は5項目あった(表5)．
- 「数量化Ⅱ類」に用いた要因は，本来事故に何らかの影響を与えているものを抽出したことから，なぜそうした結果になったかを考察する必要がある．この際，事故の有無による各要因の度数比率も考慮に入れた(表6)．それにより，事故の既往が「あり」と「なし」の患者でどちらのほうが多くその要因をもっているかがわかる．
- 「②事故を起こす危険性を低める要因」の5つの要因は，次のA，Bのパターンに分けられた．

Aのパターン

- 要因の度数比率差では，その要因に対して既往なし，つまり事故を起こしたことがない患者のほうがその要因をもっている比率が高い．または，比率差がほとんどないという場合がある．
- このことから，数量化Ⅱ類で事故の危険性を低めるという結果が出たことがわかる．このパターンに該当したのは，以下の2つの要因である．
  7．麻痺がある
  15．寝たきりの状態であるが，手足を動かすことができる
- 麻痺がある患者でその症状が重い場合は，身体の一部を動かすことができ

表6 事故の有無による各要因の比率表(度数比率表)

要因		年齢	見当識障害	視力障害	聴力障害	平衡感覚障害	麻痺	しびれ感	骨・関節異常	筋力低下	車椅子・杖など	移動介助	ふらつき	寝たきり	完全寝たきり手足自由に動ける	認知症状	不穏行動	判断力低下	鎮痛薬	睡眠安定薬	麻薬	抗パーキンソン薬	下剤	降圧利尿剤	化学療法剤	その他の薬剤	尿失禁	頻尿	夜間トイレ	Pトイレ使用	車椅子トイレ使用	カテーテル使用	トイレまで距離	排泄介助	発熱	貧血症状	手術後	リハビリ時期	病状変化時	NC押さない	NC使用不可	何事も自分でやる	環境変化に慣れない	目立った行動
既往あり 38人	度数	30	17	6	5	13	2	4	10	32	19	12	22	0	3	14	12	9	26	4	16	3	1	3	11	3	4	8	7	4	7	8	5	11	12	4	7	13	5	19	6	12	5	8
	比率	0.8	0.4	0.2	0.1	0.3	0.1	0.1	0.3	0.8	0.5	0.3	0.6	0.0	0.1	0.4	0.3	0.2	0.7	0.1	0.4	0.1	0.0	0.1	0.3	0.1	0.1	0.2	0.2	0.1	0.2	0.2	0.1	0.3	0.3	0.1	0.2	0.3	0.1	0.5	0.2	0.3	0.1	0.2
既往なし 329人	度数	160	68	34	15	24	56	19	45	128	62	71	57	32	49	130	15	21	84	36	54	14	4	28	34	17	22	51	11	9	17	16	71	15	59	32	33	46	59	33	20	51	24	14	10
	比率	0.5	0.2	0.1	0.0	0.1	0.2	0.1	0.1	0.4	0.2	0.2	0.2	0.1	0.1	0.4	0.0	0.1	0.3	0.1	0.2	0.0	0.0	0.1	0.1	0.1	0.1	0.2	0.0	0.0	0.1	0.0	0.2	0.0	0.2	0.1	0.1	0.1	0.2	0.1	0.1	0.2	0.1	0.0	0.0
(既往あり) −(既往なし)	比率差	0.3	0.2	0.1	0.1	0.3	−0.1	0.0	0.1	0.5	0.3	0.1	0.4	−0.1	−0.1	0.0	0.2	0.1	0.4	0.0	0.2	0.0	0.0	0.0	0.2	0.0	0.0	0.0	0.1	0.1	0.1	0.2	−0.1	0.2	0.1	0.0	0.1	0.2	0.0	0.4	0.2	0.1	0.0	0.2

注)「度数」は，転倒・転落事故を起こした患者38人(既往)，または転倒・転落を起こしたことのない患者329人(既往なし)のうち，その要因にあてはまる人数．比率はあてはまる人数を38(既往あり)または329(既往なし)で割り，小数第2位以下を四捨五入したもの

なくなるため，事故が起きにくいと考えられる．よって，事故を起こしていない患者のなかにも麻痺がある場合が高いといえる．しかし，麻痺があると思うように動けなくなることがあるため，事故を起こす危険性がないと一概にはいえない．たとえば，すこしだけ身体のバランスが崩れただけでも，麻痺があるため平衡が保てず，倒れることもある．
- 寝たきりの状態で手足を動かすことのできる患者は，実際には寝たきりという状態であるため，自ら行動を起こさないと考えられる．よって，事故に至っていない患者がいると思われる．しかし，この要因に関しても，事故に至る可能性がないとはいえないと考えられる．

Bのパターン
- 事故の有無による各要因の比率表からは，その要因に対して既往あり，つまり事故を起こしたことがある患者のほうがその要因をもっている比率が高いが，「数量化Ⅱ類」の結果で事故の危険性を低める要因として解釈されたものがある．このパターンに該当したのは，次の3つの要因である．
    12．移動介助が必要である
    18．不穏行動がある
    40．病状変化時である
- これら3つの要因に関しては，「数量化Ⅱ類」の結果と事故の有無による各要因の比率表では矛盾した結果が出たことになる．この理由として，「数量化Ⅱ類」の結果には，他の要因との関係が影響するため，このような結果になったことが考えられる．

＊＊＊

- 以上から，次のようにまとめることができる．
    ①事故を起こす危険性を高める要因に該当
        →事故の危険性を高める要因と解釈する
    ②事故を起こす危険性を低める要因に該当
        →一概に事故の危険性を低める要因とはいえないため，事故の危険性を高める可能性のある要因と解釈する
- 重要危険要因として抽出された（解釈された）のは①の14項目（**表4** 参照）であった．

手順2　チェックリストの作成
- 「数量化Ⅱ類」に用いた45項目のなかで，度数や他の要因との関係から，事故への影響がほとんどないと思われるもの，つまり，「完全に寝たきりである」「抗パーキンソン薬」「化学療法薬」「その他の薬物」の4項目をはずし，残りの41項目で似た内容の要因をまとめ，各項目を列挙したチェックリストを作成した（**表7**）．

手順3　スコア化する
- 手順1で抽出された14項目の評価が高くなるようにスコア配分を行った．
- スコアは，「数量化Ⅱ類」の判別係数（p.47 **表3** 参照）で特別に大きな値のものを4点としたが，それには「認識力」と「ナースコール要因」の項目が該

表7　各項目を列挙したチェックリスト

分類	特徴
年齢	65歳以上，9歳以下
既往歴	転倒・転落したことがある
感覚	平衡感覚障害がある
	視力障害がある
	聴力障害がある
運動機能障害	足腰の弱り，筋力の低下がある
	麻痺がある
	しびれ感がある
	骨・関節異常がある（拘縮，変形）
活動領域	ふらつきがある
	車椅子・杖・歩行器を使用している
	自由に歩ける
	移動に介助が必要である
	寝たきりの状態であるが，手足は動かせる
認識力	認知症の症状がある
	不穏行動がある
	判断力・理解力・記憶力の低下がある
	見当識障害・意識混濁・混乱がある
薬物	睡眠・精神安定薬服用中
	鎮痛薬服用中
	麻薬服用中
	下剤服用中
	降圧・利尿薬服用中
排泄	尿・便失禁がある
	頻尿がある
	トイレまで距離がある
	夜間にトイレに行くことが多い
	ポータブルトイレを使用している
	車椅子トイレを使用している
	膀胱留置カテーテルを使用している
	排泄には介助が必要である
病状	38℃以上の熱がある
	貧血を起こしやすい
	手術後3日以内である
	リハビリテーション開始時期，訓練中である
	病状・ADLが急に回復・悪化している時期である
ナースコール要因	ナースコールを押さないで行動しがちである
	ナースコールを認識できない，使えない
	目立った行動を起こしている
患者特徴	何事も自分でやろうとする
	環境の変化（入院生活，転入）に慣れていない

当した(**表7**の濃い青の要因).
- 次に,判別係数がある程度大きい,または各要因の事故発生への影響が強い(度数比率表から事故の有無による各要因の比率差が大きいと判断される)ものを3点,残りの項目を2点とした(**表7**のやや濃い青の要因).
- また,分析では危険度があまり強くないと思われるこれ以外の項目に関しても,全く危険がないとはいいきれないため,スコアを1点としてシートに入れた.

手順4　危険度基準を決定する
- 設定範囲は「数量化Ⅱ類」の分類に用いたデータより,事故を起こした患者は危険度Ⅱ,Ⅲに,事故を起こしていない患者はⅠ,Ⅱになるべく該当するようにした.
- 危険度基準は,次の通りである.
    - ・危険度Ⅰ：1〜9点……転倒・転落する可能性がある
    - ・危険度Ⅱ：10〜19点……転倒・転落を起こしやすい
    - ・危険度Ⅲ：20点以上……転倒・転落をよく起こす

手順5　適用時期を決定する
- 前述のように,事故を起こした患者の約5割は入院あるいは転入の1週間以内に事故を起こしていた.そのため,入院時,2〜3日目,1週間後の3回はアセスメントシートによるチェックを行うものとする.
- さらに,病状変化時も患者要因が変化する時期であると考えられるため,この時期も行うものとする.
- このようにして作成されたのが,転倒・転落アセスメントシート(**図1**)である.

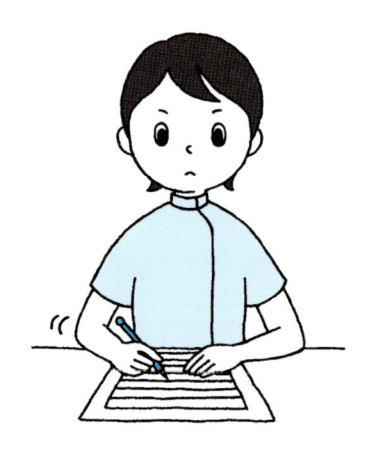

No.(　　)

* 査定日は入院時，2〜3日目（生活に慣れたころ），1週間後（患者の性格なども把握できるころ），その後1週間ごと，事故発生時，その他症状変化時・術後2日目に行う．ただし，意識レベルJCSⅢ200〜300，四肢麻痺（MMT1以下）の患者には実施しなくてよい
* 各分類で1つ以上チェックがあれば評価スコアの得点となる

分類	特徴	評価スコア	患者評価 入院時	2・3日目	1週間後		
年齢	65歳以上，9歳以下	2	☐	☐	☐	☐	☐
認識力	認知症様症状がある 不穏行動がある 判断力・理解力・記憶力の低下がある 見当識障害・意識混濁・混乱がある	4	☐	☐	☐	☐	☐
薬物	以下の薬剤のうち1つ以上使用している 睡眠安定薬・鎮痛薬・麻薬・下剤・降圧利尿薬・抗凝固薬	4	☐	☐	☐	☐	☐
患者特徴	ナースコールを押さないで行動しがちである ナースコールを認識できない・使えない	4	☐	☐	☐	☐	☐
	目立った行動を起こしている（落ち着きがないなど） 何事も自分でやろうとする	2	☐	☐	☐	☐	☐
	環境の変化（入院生活，転入）に慣れていない	1	☐	☐	☐	☐	☐
病状	38℃以上の熱がある 貧血がある 立ちくらみ（起立性低血圧）を起しやすい	3	☐	☐	☐	☐	☐
	手術後3日以内またはドレーン類が挿入されている	2	☐	☐	☐	☐	☐
	リハビリ開始時期・訓練中である 病状・ADLが急に回復・悪化している時期である	1	☐	☐	☐	☐	☐
既往歴	転倒・転落したことがある	2	☐	☐	☐	☐	☐
感覚	平衡感覚障害がある	2	☐	☐	☐	☐	☐
	聴力障害がある 視力・視野障害がある	1	☐	☐	☐	☐	☐
運動機能障害	足腰の弱り，筋力の低下がある	3	☐	☐	☐	☐	☐
	麻痺・しびれがある 骨・関節異常がある（拘縮，変形）	1	☐	☐	☐	☐	☐
活動領域	ふらつきがある	3	☐	☐	☐	☐	☐
	車椅子・杖・歩行器を使用している 自由に動ける	2	☐	☐	☐	☐	☐
	移動に介助が必要である 寝たきりの状態であるが，手足は動かせる	1	☐	☐	☐	☐	☐
排泄	尿，便失禁がある 頻尿がある（昼8回以上，夜2回以上） トイレまで距離がある 夜間トイレに行くことが多い（夜2回以上）	3	☐	☐	☐	☐	☐
	ポータブルトイレを使用している 車椅子トイレを使用している 膀胱内留置カテーテルを使用している 排泄には介助が必要である	1	☐	☐	☐	☐	☐
		合計					
		危険度					
		看護計画修正・変更	有・無	有・無	有・無	有・無	有・無
		サイン欄					

危険度Ⅲ：20〜45点　転倒・転落をよく起こす
危険度Ⅱ：10〜19点　転倒・転落を起こしやすい
危険度Ⅰ：1〜9点　転倒・転落する可能性もある

* 危険度Ⅱ以上または，薬物・認識力・病状にチェックされた患者は，看護計画を立案する

武蔵野赤十字病院看護安全委員会2009年3月改訂
注）『看護白書』に掲載したものを2003年11月に一部，さらに2009年3月に改訂した．

図1　アセスメントシート

COLUMN

多変量解析と数量化Ⅱ類

　多変量解析とは，多くの変数からなるデータを解析し，有用な情報をみつける統計的手法です．数多くの方法のなかから，データ形式や解析目的にあった手法を適用していきます．与えられたデータから予測式をたて，予測値を求める重回帰分析や標本の分類を行う判別分析などがあります．

　多変量解析で用いる変数は，大きく2つの種類に分類できます．1つは説明変数といい，原因となる変数です．もう1つは目的変数とよばれ，結果となる変数です．転倒・転落防止アセスメントシートの作成には，p.47表2の「1 転倒・転落の既往歴」を目的変数，残りの「2 年齢」～「45 目立った行動を起こしている」までの44項目を説明変数としています．

　また，扱う変数が「長さ」のように数値で表されるものを量的変数，「性別」のように数値で表せないものを質的変数といいます．質的変数を用いる場合は，ダミー変数とよばれる0，1におきかえて変数を導入し，数値化して分析を行っていきます．たとえば「6 平衡感覚障害」がある場合は1，ない場合を0のようにします．

　数量化Ⅱ類とは，「質的変数である腹痛，頭痛といった症状の程度から，病気であるか否かを判断するための式を求め，患者の判別を行っていく」というように，どちらの集団に属するのかを判別するための手法です．

　「2 年齢」～「45 目立った行動を起こしている」までの44項目のほとんどは質的データで，これらをたし算することはできません．しかし，何らかの手法でこれらを数値化して，ある「一定以上の数になれば転倒・転落の危険がある」と判断できれば客観的で，便利です．これが「数量化」の考え方です．

　説明変数が多い場合は，結果に影響を与える変数のみを選択する必要があります．そこで，変数を取り入れることに意味があるのかを検討するためのF比という値を求め，これが2以上であるならば，その変数を取り入れます．そのほか，母集団間や母集団とサンプル間の距離（マハラノビスの距離）や，健常者なのに患者としてしまうといった間違った判断をする確率（誤判別率）などを求めて解析を行います．

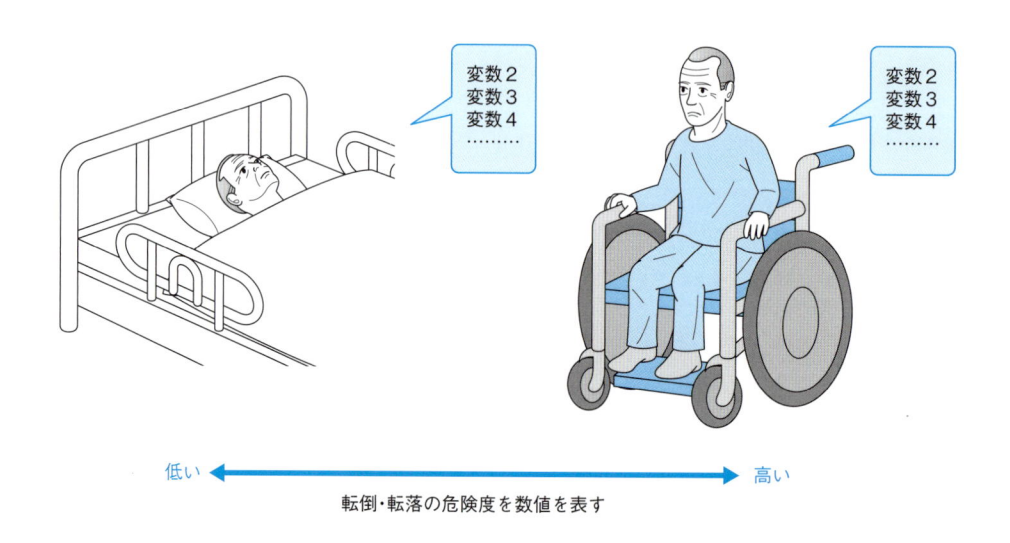

低い　←　転倒・転落の危険度を数値を表す　→　高い

変数2
変数3
変数4
‥‥‥

引用・参考文献

1）永田　靖，棟近雅彦：多変量解析法入門．ライブラリ新数学大系，サイエンス社，2001．

CHAPTER 3 危険性の予測——アセスメントシートの活用

SECTION 3 アセスメントシートの活用と今後

Key Point

- ◆転倒・転落事故を防止するために，事故が発生する前に患者の状況を把握し，アセスメントシートを活用し起こりうる危険を予知し，その危険を回避するための看護計画が必要である．
- ◆アセスメントシートは，患者全員に行うことは看護師側の負担にもなるため，適用基準を作成し，対象となる患者のみ実施することとした．
- ◆アセスメントシートの具体的な適用は，
    - ・患者がもっている要因をすべてチェックする
    - ・同一分類で複数のチェックがある場合も患者スコアは評価スコアの値である
    - ・患者スコアの合計点数を計算し，危険度評価を行う
  の手順で行う．
- ◆患者要因をスコア化し，危険性の高い患者と総合点数の相関がとれていることを総合評価する．
- ◆施設の実態が変わればアセスメントの内容も変わることから，アセスメントシートはその施設のオリジナルが望ましい．また，施設の変化に合わせて，アセスメントシートの精度をアップしていく必要がある．

アセスメントシートの適用基準

- ・社会全体で高齢化が進み，さまざまな副作用を伴う急性期治療や入院生活の長期化に伴い，転倒・転落事故を起こす症例は増加している．転倒・転落事故を防止するために，事故が発生する前に患者の状況を把握し，アセスメントシートを活用し起こりうる危険を予知し，その危険を回避するための看護計画が必要である．
- ・アセスメントシートを作成した際，事故の発生が予測できない患者の抽出を行い，アセスメントシートの除外患者の選定を行った．
- ・アセスメントシートは，患者全員に行うことは看護師側の負担にもなるため，適用基準を作成し，対象となる患者のみ実施することとした．

■ 事故を起こす危険性のない患者の特徴

- 事故を起こす危険性のない患者の特徴を下記に示す．

①自分では動けない患者

- 自分で身体を起こすことができない，または，横を向けないため，自分では動けない患者は事故を起こす危険性はない．
- 「よく動こうとする」「意識障害が強い」「ナースコールを押さない」という危険性の高い要因をもっていても，自分で行動を起こすことができないため，事故には至らない．

②抑制されている患者

- 病状，その他により，しっかりと抑制されている患者は事故を起こす危険性はない．
- 完全に寝たきりの状態で動くことができないため，事故を起こすことは不可能である．

③意識が清明でありセルフケアが確立している患者

- 看護師側からみて明らかに事故を起こさないと思われる患者である．
- 事故を起こす危険性がないと判断されるため，このような患者に着目する必要がない．

＊＊＊

- ①～③以外にも事故を起こす危険性が低い患者の特徴があると思われるが，すこしでも危険な要因をもっている患者に対しては，アセスメントシートの適用対象とする．

アセスメントシートの適用手順

- アセスメントシートの具体的な適用手順を次に示す．

手順①

　アセスメントシートに記入されている項目について説明を行う．初めて行う場合は，アセスメントシートの分類の特徴説明を（p.74資料1）活用しアセスメントの視点を理解する．

手順②

　アセスメントシートに列挙されているすべての項目のなかから，患者がもっている要因をすべてチェックする．

手順③

　それぞれの分類の中で特徴が1つでもチェックされたら，評価スコアを加点する．

- 注意しなければならないことは，たとえば「感覚」という項目のなかにある「視力障害」と「聴力障害」の両方にチェックがついたとしても，スコアが「1×2＝2」にはならない．両方にチェックがついても，患者評価の枠に書くスコアは評価スコア欄の「1」である（図1）．

既往歴	転倒・転落したことがある	2	☐	
感覚	平衡感覚障害がある	2	☐	
	聴力障害がある	1	☑	1
	視力・視野障害がある		☑	
運動機能障害	足腰の弱り，筋力の低下がある	3	☐	
	麻痺・しびれがある	1	☐	

2か所にチェックがあっても，患者評価のスコアは「1」である

図1 同一分類で複数のチェックがある場合のスコア

手順④
評価スコアをすべて記入し終わったら合計点数を算出し危険度評価を行う．

アセスメントシートの適用結果

- 実際にアセスメントシートを適用した91人（事故を起こした患者19人，事故を起こしていない患者72人）について，適用結果を述べる．

総合評価について

- 各患者要因をスコア化（1〜4点）したことにより，事故を起こした患者，起こしていない患者の総合点数に差がつくかを調べた．その結果，総合点数の平均は事故を起こした患者が10点近く高かった．
- よって，事故の有無により総合点数に差が出ることがわかった．
- また，危険度基準を調べたところ，事故を起こしたすべての患者が危険度ⅡとⅢに入った．このなかでも，7割以上が危険度Ⅲに属しており，30点以上になる患者も多かった（**表1**）．
- 事故を起こしていない患者に関しては，危険度の範囲で大きな比率の差がみられない．事故を起こしていない患者のなかで危険度Ⅱ，Ⅲの比率がある程度高い理由は，そもそも危険性が高い患者に対し，病院側が何らかの対策を講じた結果，未然に事故を防げた場合が多いことがわかった．
- 以上の結果から，危険性の高い患者と総合点数の間に相関関係があるといえる．

チェックについて

- 各患者要因をチェックすることで，あらかじめ予測していなかった要因に気づくことができるようになったという看護師からの意見が得られた．
- また，患者のもっている要因が把握できることから，患者の起こしうる行動の予測に役立っているという意見もあった．

複数回使用について

- アセスメントシートを複数回使用することで，初期のチェックでわからなかった要因が次回以降のチェックで明らかになり，このことで，複数回チェックする効果があったと思われる．

表1 危険度基準による比率

危険度	範囲	事故を起こした患者比率	事故を起こしてない患者比率
Ⅲ	20点以上	73%	28%
Ⅱ	10〜19点	27%	41%
Ⅰ	1〜9点	0%	31%

表2　最も注意すべき要因

ナースコール要因
・ナースコールを押さないで行動しがちである
・ナースコールを認識できない，使えない

認識力要因
・認知症の症状がある
・判断力・理解力・記憶力の低下がある
・不穏行動がある
・見当識障害，意識混濁，混乱がある

患者要因の検証と追究

- 転倒・転落事故に影響を与える患者要因をさらに追究するため，実際に適用した91人（前出の当院でのデータ）のアセスメントシート適用後のデータに再度「数量化Ⅱ類」による解析を行った．
- 変数選択の結果から，選択された14項目を，最初のアセスメントシート作成のときと同様の解釈をしたところ，事故の危険性を高める要因として解釈されたものは以下の9項目であった．

　　・不穏　　・判断力低下　　・降圧利尿薬　　・移動介助が必要
　　・排泄介助が必要　　・手術後　　・車椅子トイレを使用
　　・ナースコールを押さないで行動しがちである
　　・ナースコールを認識できない，使えない

- アセスメントシート作成時と今回の二度の「数量化Ⅱ類」による分析結果から以下のことがいえる．
　・事故の危険性を高める要因として選択される項目は一律ではない
　・作成時に選択されなかった新たな危険要因
　　「移動介助が必要」「排泄介助が必要」「車椅子トイレを使用」「降圧利尿薬」
　・二度の分析で共通して選択された要因（分類）
　　ナースコール要因（2項目）と認識力要因（4項目）
　・「ナースコール要因」「認識力要因」の分類に含められている要因は，転倒・転落に関し，最も注意すべき患者要因である（**表2**）．
- 以上により，先に示したアセスメントシートの内容は，当院の現状に対応できていることを検証した．

今後に向けて

- アセスメントシートの作成方法および検証について述べてきた．
- アセスメントシートは一度作成したらそのままということではない．その施設において転倒・転落事故報告の実態より，統計処理を経て危険要因を抽出し，アセスメントシートが作成されているので，その施設の実態が変化すれば当然，アセスメントシートの内容も変化してくる．
- 変化には，入院対象の年齢層や疾患の特徴，治療方法などが考えられる．アセスメントシートの精度をアップしていくということは，こうした変化に対応したアセスメントであるということである．
- 事故実態と照らし合わせて，アセスメント項目の適正評価をしていくことが大切である．その意味でアセスメントシートは，その施設オリジナルであることが望ましい．しかし，どの施設でも「数量化Ⅱ類」のような解析が容易にできるわけではないため，急性期病院として当院とほぼ同条件の実態であれば，p.51に示した武蔵野赤十字病院のアセスメントシートをベー

スにして改良して使用することもできる．まずは，ベンチマーキング（MEMO 1）して実施していくことでよいと思われる．
- 最も注意すべき要因としては「ナースコール要因」と「認識力要因」であった．
- しかし，「ナースコール要因」については，もっと考慮すべきことがあることがわかった．それは，この要因の臨床サイドの対策として，ナースコールを押さないで患者が行動するので，「押すように説明する」ということを取り上げた例が多いことであった．
- 意識の清明な患者が看護師に遠慮してナースコールを押さないで行動して転倒するということもあろうが，実はそれだけではなく，なぜナースコールを押さないか，押せなかった理由がほかにあったからではないかと，なぜ，なぜを患者の立場で追究していくことが必要となる．ところが，実際の患者状況を表面的にとらえてしまっているという現実が浮上してきたわけである．
- 転倒・転落アセスメントシートは，転倒・転落事故に対する危険予知能力を高めるための教育ツールとしても活用できる．
- 使用する前に，抽出されている分類の特徴を理解してから実施する教育の場が必要である．カンファレンスの場を利用し，アセスメントシートのスコアをつけるなどで，新人看護師や病棟内でのアセスメントシートに対する認識を確認するように活用していく．

> **MEMO 1**
> ベンチマーキング：bench markとは水準点のこと．プログラムの性能などを比較検査するための評価基準．

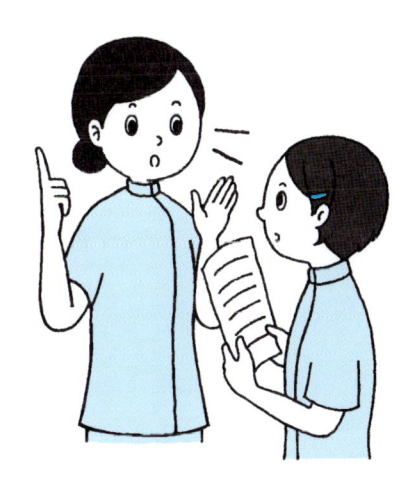

CHAPTER 4

転倒・転落防止対策のシステムアプローチ

SECTION 1
看護計画の立案
SECTION 2
転倒・転落防止対策の実際
　1 転倒・転落防止対策の実施
　2 入院時オリエンテーション
　3 やむなく転倒・転落が起きた場合の対応
　4 転倒・転落防止と身体抑制について
SECTION 3
転倒・転落事故低減の推進

CHAPTER 4 転倒・転落防止対策のシステムアプローチ

SECTION 1 看護計画の立案

Key Point

- ◆アセスメントシートでインプットされた予測情報を，実際に防止対策としての行為に変換して実施し，事故を発生させないという目標であるアウトプットとしていかなければならない．
- ◆アセスメントシートを使用して危険要因をチェックしたあとは，危険度評価にしたがって，防止対策を立案するツールの作成が必要となる．
- ◆ツールとして，看護計画の形式に準じて転倒・転落事故対策を含めた看護計画書を作成した．
- ◆転倒・転落防止看護計画に含める対策の分類方法を検討し，4種類の看護計画書（「排泄」「床上」「車椅子」「歩行」）を考案した．ここではその記入例を示す．

転倒・転落防止対策のシステムアプローチ

- 転倒・転落事故の特徴は，患者の有するさまざまな要因が重なり合って事故が発生していることである．その要因とは，患者の疾患や障害そのものが要因であったり，薬物の影響，医療関係者の介助方法が要因であったりする．
- 事故の結果としての影響には，骨折や外傷などの身体傷害，点滴やドレーンなど装着物の脱落で発生する被害などがある．それらに加えて，精神的な不安感や社会との途絶もある．
- また，転倒・転落の現場を他者が見ていないことも，転倒・転落事故の特徴である．ドスンと大きな物音がして駆けつけると患者が転倒・転落していたということがしばしばである．その事故状況を再現しにくいのも転倒・転落事故である．また，当事者である患者自身がどのような状況だったか，よくわからないということも多い．
- 介助時の事故は別にして，転倒・転落事故は医療関係者がかかわっていない事故，すなわちプロセスのない事故である．事故そのものは非プロセス型であるが，防止対策においては，防止に必要な業務（プロセス）を明らかに

して実施方法を決め，改善していくというプロセスアプローチを適用する．
- 転倒・転落防止対策でのプロセスを考えると，第一がアセスメントシートの活用である（CHAPTER 3参照）．
- アセスメントシートの適用は転倒・転落防止対策のプロセスのスタートではあるが，それ自体が転倒・転落を防止するわけではない．アセスメントシートでインプットされた予測情報を，防止対策としての行為に変換して実施し，事故を発生させないという目標であるアウトプットとしていかなければならない．
- このことを，一連のシステムとしての業務フローでとらえて実施していくことが必要となる．

転倒防止看護計画

- CHAPTER 3で述べたように，転倒・転落の危険要因についてアセスメントシートでチェックし，チェックの総合点を危険度基準に照らし合わせていく．その後，危険度評価にしたがって，防止対策を立案するツールの作成が必要となる．ツールとして，看護計画の形式に準じて転倒・転落事故対策を含めた看護計画書（以下「転倒防止看護計画書」）を作成する．
- アセスメントシートにより危険度がⅡまたはⅢに該当し，対策が必要であるとされた患者には，全入院患者に対して必ず立案される看護計画とともに，転倒・転落アセスメントシートに基づいて選択された転倒防止看護計画書を適用し，入院中の対策を立案する．
- まず，入院患者全員に対して立案する看護計画について述べる．看護計画は，看護師による専門的な判断から立案される看護や治療の計画である．これに基づいて看護，治療が行われることから，どの看護師でも統一した看護活動が実践できるように，個別的かつ具体的な看護計画が望まれる．
- 看護計画立案のプロセスを**表1**に示す．さらに，記載内容の基準，および記載上の注意点を**表2**に示す．

記載内容の基準とポイント

- 「望ましい患者状態」には，「疾患が完治する」というだけではなく，「～の値が〇〇以下になる」「自力で歩くことができるようになる」など具体的に記載する．
- 「問題点と優先順位」で，看護上の「問題点」とは，生命の維持，健康増進，疾患や傷害の予防，疾患からの回復，社会復帰を妨げているもので，看護介入で改善可能なものをいう．優先順位には#「ナンバー」をふる．
- 「看護計画の観点」は，観察計画（OP：observation plan），ケア計画（TP：therapeutic plan，または，CP：care plan），教育・指導計画（EP：educational plan）の3つの観点から記載する．

表1　看護計画立案のプロセス

①患者の情報をしっかりつかむ
　　…基礎データの収集
②問題になるものを判定する
　　…問題の明確化，原因と状態を分離
③解決目標を立てる
　　…その問題が解決したときの患者状態を書く
④患者の反応と看護行動の効果を評価する
⑤必要に応じて，看護計画の修正を行う（1週間ごと）

表2　看護計画記載内容の基準と注意点

記載内容の基準
- ○患者氏名，疾患名
- ○医師の治療方針
- ○望ましい患者状態
- ○計画の立案日
- ○問題点と優先順位
- ○計画の評価日
- ○看護計画の観点
  - ・観察計画(OP)：観察は，顕在的な看護計画の問題経過を判断するために収集しなければならない．観察項目は，問題の変化や合併症，異常の早期発見をするために必要な内容とする
  - ・ケア計画(TP)：看護ケア，治療，処置などを個別的・具体的に記載する
  - ・教育・指導計画(EP)：問題の予防，軽減，解決に自ら立ち向かうために必要な知識，方法，技術などに関する教育や指導を記載する

注意点
- ●看護計画には，いつ(When)，誰が(Who)を記入する
- ●初期計画立案は，受持ち看護師が行う．困難な場合は，グループに相談して立案する
- ●計画を立案，評価したときはサインをする

転倒防止看護計画書の作成

- ●武蔵野赤十字病院の看護計画は，危険度ごとではなく，患者のアセスメントに基づいて対策を立案すべきであると考えた．
- ●転倒防止看護計画では，看護計画の記載内容のうち，看護計画の観点：観察計画(OP)，ケア計画(TP)，教育・指導計画(EP)にしたがって対策を記載することとした．しかし，病院にある多くの対策を1つの転倒防止看護計画書にまとめることは難しく，すべての対策を3つの観点で分類しても，看護師に計画立案のツールとして活用できないおそれがあると考えた．
- ●そこで，入院生活における患者の行動パターンごとに対策を考えるほうが，対策の立案が容易であると考えた．
- ●まず，転倒防止看護計画に含める対策の分類方法を検討するため，事故が発生した場所を3か月間の事故報告書148件から調査した．この結果を図1に示す．
- ●これにより，トイレ周辺，ベッド周辺，車椅子周辺という3つの場所における事故が多いことがわかった．さらに調査したところ，場所にかかわらず「尿意をもよおしたため，トイレに行こうとした」といった，歩行に関連する事故が全体の約25％を占めていることがわかった．
- ●以上から，対策の分類としてトイレ，ベッド，車椅子，歩行関連の4種類を設定した．これらにおいて，観察，ケア，教育という看護計画の観点から対策をA4判の用紙1枚にまとめたものを転倒防止看護計画書とし，使用を開始した．
- ●4種類の転倒防止看護計画書（「排泄」，「床上」，「車椅子」，「歩行」）の記入例を図2〜5（p.64〜67）に示す．
- ●表3に，転倒防止看護計画書作成の手順を示す．

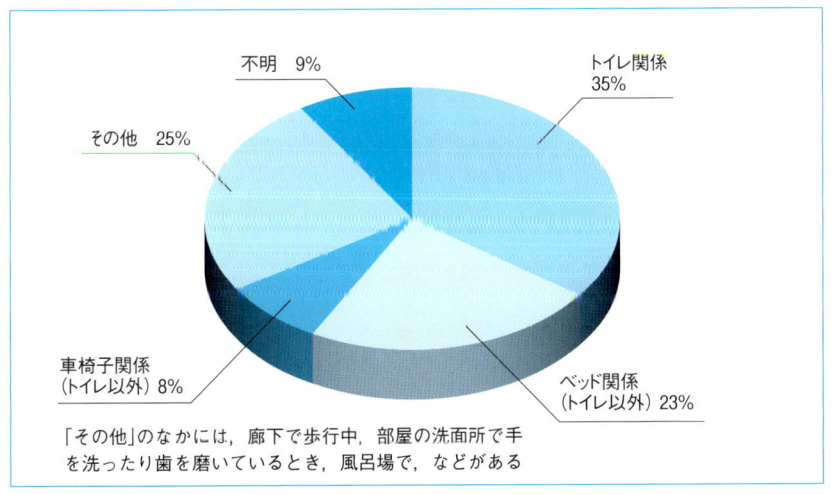

不明 9%
トイレ関係 35%
その他 25%
車椅子関係（トイレ以外）8%
ベッド関係（トイレ以外）23%

「その他」のなかには，廊下で歩行中，部屋の洗面所で手を洗ったり歯を磨いているとき，風呂場で，などがある

（武蔵野赤十字病院資料）

図1　事故が発生した場所

表3　転倒防止看護計画書作成の手順

手順A　転倒防止看護計画の場面設定 事故報告書から，転倒防止看護計画に必要な患者の場面を設定する
手順B　各場面における対策の分類 手順Aにおいて設定された各場面において，必要かつ効果的と思われる対策を列挙する．この際に，標準看護計画に記載すべき観察（OP），ケア（TP），教育（EP）の3つの観点から対策を分類する
手順C　使用方法の決定 転倒防止看護計画の使用方法を決定する．患者のアセスメントごとに転倒防止看護計画を選択する．アセスメントシートから転倒防止看護計画への移行基準，4種類の転倒防止看護計画からの選択基準，クリニカルパスを使用している患者への使用方法，管理方法などを決定する

引用・参考文献

1）古田愛子：診療情報開示と看護記録の検討――転倒事故に関連した看護記録の現状と課題．日本看護管理学会誌，5（1）：157～158，2001．
2）石橋尚子ほか：転倒の可能性に対する看護計画の分析――転倒の危険因子を明らかにするためのチェックリストを用いて．武雄杵島臨床医学誌，8：32～36，1998．
3）中村一美：転倒予防標準看護計画とその効果．第33回日本看護学会抄録集，p.31，2002．

排泄

\# 排泄行為に伴い，転倒転落事故を起こす危険がある

> 排泄は行為であり，排泄するにはさまざまな行動が関与してくる．この看護計画が立案される場合，他の3つの転倒防止看護計画と併用するかたちとなる

看護目標
転倒転落事故を起こさず，安全に排泄を行うことができる

観察 > どの程度介助が必要かを観察するためチェック欄は設けない．すべて確認する

1. 意識障害の有無・程度（JCSもしくはGCSを用いて評価）
2. 麻痺の有無・程度（MMTを用いて評価）
3. 患者のADL
4. ナースコールの認識の有無
5. ナースコールの位置
6. 尿意・便意の有無
7. 排泄介助の有無
8. 排泄環境
9. 排泄間隔，時間帯，夜間の回数
10. オムツの使用の有無と種類
11. 排泄前後にナースコールを押すことが認識できているか，押すことができるか
12. トイレと病室間の道順の理解
13. 排泄行動が自立できているか

> 道順がわかっているか確認するには，患者のやや後方から介助するとわかりやすい

ケア

> あてはまる項目をチェックする

> 選択肢のある（ ）は，あてはまるものに○をつける

> 項目の変更・追加時は日付も記入する

- ☑ 1. 手元にナースコールを置く
- ☑ 2. 排泄時は（**全介助**・一部介助・自立・常時見守り）→変更（ 8/15 **一部介助** ）→変更（　　　　）
- ☑ 3. 排泄環境（**トイレ**・車椅子トイレ・ポータブルトイレ・床上）→変更（　　　　）→変更（　　　　）
- ☑ 4. 着用している下着やおむつを　患者のADLや排泄状況にあわせる
  （ **パンツ式おむつ** ）→変更（ 8/25 **パンツ** ）→変更（　　　　）
- ☑ 5. 排泄誘導をする　時間帯（・6時・・・・・**21時**・）→変更（　　　　）
- ☑ 6. オムツ内の排泄状況を確認する　時間帯（ラウンド時・**夜間帯**　・　・　）
- 8/25追記 ☑ 7. 昼間は（ **トイレ** ）での排泄を促す
- ☐ 8. 夜間は尿器を使用する
- ☐ 9. 夜間はポータブルトイレを設置する（　　時～　　時）：設置する場所（　　　　）
- ☐ 10. ポータブルトイレは使用時以外ベッドサイドに置かない
- 8/25追記 ☑ 11. 車椅子トイレ使用時，患者のそばに車椅子を置かない
- 8/25追記 ☑ 12. 車椅子トイレ使用時，坐位バランスの悪い場合やナースコールを押せない場合は，排泄終了まで患者のそばを離れない
- ☑ 13. 目につくところ（ **ベッド柵** ）に「トイレのときは，ナースコールを押してください」と表示する
- ☐ 14. トイレ使用時は安全バーやトイレセンサを使用する（該当部署のみ）
- ☐ 15. トイレへの移動は（　　　　）で行う

> 誘導は起床時と就寝時は必須

> 患者本人に現状を聞く．失禁時間をみたりしながら誘導時間を記入する

教育

- ☑ 1. 患者や家族に，尿意・便意を感じたら，すぐナースコールを押すように説明する
- ☑ 2. 車椅子トイレ案内時は毎回，「ナースコールの場所と排泄終了後に1人で動かずにナースコールを押すこと」を説明する
- ☐ 3. 抗凝固薬を内服している患者には，転倒後出血の危険について説明する

武蔵野赤十字病院 看護安全委員会 2003年9月作成／2004年11月改訂／2009年3月改訂

図2　転倒防止看護計画書「排泄」記入例

床上

＃ 必要な安静度が守れず，ベッドからの転落などの事故を起こす危険がある

看護目標
残存機能の向上をはかりながらも，必要な安静度が守れ，転落などの事故を起こさずに過ごせる

【観察】
1. 意識障害の有無・程度（JCSもしくはGCSを用いて評価）
2. 麻痺の有無・程度（MMTを用いて評価）
3. 患者のADL
4. ナースコールの認識の有無
5. ナースコールの位置
6. 体動の状況
7. 体動のきっかけとなることの有無（排泄・音・その他（　　　））
8. 夜間の入眠状況の把握
9. 生活リズムの把握
10. ベッド周囲の環境

> あてはまる項目をチェックする．追記時はチェックとともに日付を記載する

> ベッド柵を乗り越える患者は3点柵のほうが危険は少ない．柵をはずして下りようとする患者の場合，行動がスローペースであれば柵をはずす音が離床センサ代わりのサインとなるので4点柵にするとよい．音がしたときに看護師がすぐに訪室することで転落を防止できる
> 力づくでも下りようとする場合は柵の固定は危険である

【ケア】
- ☑ 1. ナースコールは，常に手元にセットする
- ☐ 2. ベッドの高さを一番低くする
- ☑ 3. ベッド柵を（　　）点使用する：柵の固定（有・無）・ジョイントの使用（有・無）
- ☑ 4. センサを使用する：種類（うーごくん）場所（　　　）
- ☐ 5. オーバーベッドテーブルを，起き上がりにくくする為にベッドの上に渡らせて設置する：固定（有・無）
- ☐ 6. オーバーベッドテーブルを，ベッドから下りにくくする為にベッドサイドに設置する：固定（有・無）
- ☐ 7. 鈴を設置する：設置場所（　　　　　）→変更（　　　　　）
- ☑ 8. ベッド柵の隙間を，布団，枕などで埋める
- ☐ 9. ベッドを壁につける：（右・左）側
- ☑ 10. 必要時抑制をする（身体抑制を必要とする患者の看護参照）
- ☑ 11. （　）時間ごとの巡視と体動のきっかけとなる出来事時の巡視
- ☑ 12. ベッド横に緩衝マット（空きマットレス）を敷く：（右・左）側
- ☑ 13. お座敷ベッドにする
- ☑ 14. 看護師の目の届きやすい位置のベッドにする
- ☑ 15. カーテンは常に開けておく
- ☑ 16. 家族の要望を聞き，ケアに取り入れる

> （　）内はあてはまるほうへ○をつける

> 各病棟にあるセンサの一覧表を，選ぶときの参考にする

> 場所を変更したときは日付と新しい場所を記入

> 面会時にははずしてほしい，事故はいやだからしっかり固定してほしい，協力するから極力避けてほしい，など抑制に対する家族の要望を記載

【教育】
- ☑ 1. 患者，家族に安静の必要性を説明する
- ☑ 2. 起き上がりたいときにナースコールを押すように説明する
- ☑ 3. 抑制やセンサが必要なときには，抑制する旨を家族・患者に説明する
- ☑ 4. 家族へ患者の安静度の理解や現在の体動状況を伝え，患者の現状の共通認識をもつ
  → （ 8月8日 ；実施日）に，（ 妻，長女 　；説明した相手）に対して説明済み（ 日赤花子 ；実施者）
- ☐ 5. 抗凝固薬を内服している患者には，転落後出血の危険について説明する

武蔵野赤十字病院 看護安全委員会 2003年9月作成／2004年11月改訂／2009年3月改訂

図3　転倒防止看護計画書「床上」記入例

車椅子

\# 車椅子乗車に伴い（移乗時・自力で動いてしまい・自力坐位がとれず）転倒転落事故を起こす危険がある

> 患者の現状にあてはまるところに○をする

看護目標
1. 安全な移乗動作ができる
2. 補助具を使用することで，安定した坐位を保ち転倒，転落事故を起こすことなく生活できる

［観察］

> どの程度の介助が必要かを観察するためチェック欄は設けない．すべて確認する

1. 意識障害の有無・程度（JCSもしくはGCSを用いて評価）
2. 麻痺の有無・程度（MMTを用いて評価）
3. 患者のADL
4. ナースコールの認識の有無
5. ナースコールの位置
6. 坐位バランスがとれているか
7. 移乗動作の状況（自立，見守り，一部介助，全介助）
8. 拘縮の有無，程度
9. 筋力低下の有無，程度
10. 車椅子乗車による疲労の程度
11. ストッパーが認識できるか，使用できているか

> あてはまる項目をチェックする
> 追記時はチェックとともに日付を記載する

［ケア］

- ☑ 1. 停車時は必ずストッパーをかける
- ☑ 2. 停車時はフットレストをあげて，足底を床につける．足が届かないときは，代用品を使用する
- ☑ 3. 移乗時の介助は，看護師は，うしろからではなく，患者と対面して介助をする
- ☑ 4. 車椅子の種類は（　　　　　　　）を使用する
- ☑ 5. 移乗時は，車椅子をベッドの（ **右足** ）側に準備する
- ☑ 6. 移乗は，（方法： **対面** ）で（ **2** ）人で介助する→変更（方法：　　　　）で（　）人
- ☑ 7. 車椅子乗車時は，補助具（ **ずり落ち防止マット** ）を使用する
- ☑ 8. 車椅子乗車時は，ずり落ち防止と，良肢位保持のため必要時抑制をする（身体抑制を必要とする患者の看護参照）
- ☑ 9. 車椅子乗車時は，立ち上がり防止のため必要時抑制をする（身体抑制を必要とする患者の看護参照）
- ☑ 10. 車椅子ごとの転倒を防ぐため，車椅子の背を壁につける．車椅子を（ **机の脚** ）に固定する
- ☐ 11. 車椅子乗車時は，患者を1人にしない
- ☑ 12. ベッドサイドにて患者1人で，車椅子乗車するときは，ナースコールが押せるようにセットする
- ☐ 13. センサを使用する（センサ名；　　　　　　）

> 食事のためや離床目的でベッドサイドにて車椅子に乗車する場合は，1人になったときに物を取ろうとして転落するケースが多い．必要物品の準備と安全な環境，そしてナースコールが大事である

［教育］

- ☑ 1. 患者・家族に，1人で動かないように説明する
- ☑ 2. 患者・家族に車椅子の操作方法（フットレスト，ストッパーなどについて）を指導する
- ☑ 3. 患者・家族に車椅子ベルト，抑制，センサについて説明をする
  →（ **8月8日** ；日付）に（ **妻** ；説明した相手）に対して説明済み（ **日赤花子** ；実施者）
- ☑ 4. 家族へ患者の安静度の理解や現在の体動状況を伝え，患者の現状の共通認識をもつ
  →（ **8月8日** ；日付）に（ **妻** ；説明した相手）に対して説明済み（ **日赤花子** ；実施者）
- ☐ 5. 抗凝固剤を内服している患者，家族に，転倒後出血の危険について説明する

武蔵野赤十字病院 看護安全委員会 2003年9月作成／2004年11月改訂／2007年12月改訂／2009年3月改訂

図4　転倒防止看護計画書「車椅子」記入例

歩行

\# （筋力低下・ADL拡大中・ADL低下）により，歩行が確立せず転倒する危険がある

看護目標
安全に歩行することができ転倒事故を起こすことなく生活できる

観察
1. 意識障害の有無・程度（JCSもしくはGCSを用いて評価）
2. 麻痺の有無・程度（MMTを用いて評価）
3. 患者のADL
4. ナースコールの認識の有無
5. ナースコールの位置
6. ふらつき，筋力低下の有無，程度
7. 歩行状態（伝い歩き・杖・点滴スタンド・歩行器・付き添い歩行）
8. ルート・ドレーンの有無
9. ルート・ドレーンの認識の有無
10. ベッド周囲の環境（床濡れ・コード類の位置・患者の荷物・点滴スタンド・車椅子・歩行器・ポータブルトイレ・オーバーベッドテーブル）

> あてはまる項目をチェックする
> 追記時はチェックとともに日付を記載する

ケア
- ☑ 1. 手元あるいは，患者の目につく所にナースコールをセットする
- ☑ 2. 付き添い歩行
- ☑ 3. ドレーン・ルートをまとめる（場所・部位　点滴スタンド　）
- ☑ 4. ドレーンの固定をしっかりする
- ☑ 5. ベッド周囲の環境整備をする
- ☑ 6. 夜間の照明の調整をする　夜間（　　　　）照明をつける
- ☑ 7. 運動靴を着用する
- ☑ 8. 寝衣のすそ丈をくるぶしより短くなるように，調節する
- ☑ 9. 筋力トレーニングをする：いつ（午前中）どこで（ベッドサイド）誰と（看護師）
- ☑ 10. 歩行練習をする：いつ（午後）どこで（廊下）誰と（家族）
- ☐ 11. ナースコールが認識できない患者には，床上の看護計画に別記
  　　＊ナースコールが認識できない患者には，床上の看護計画を入れ，必要な項目をチェックしてください
- ☑ 12. リハビリ訓練中の場合，リハビリ科と連携をとり何が危険なのかを看護師が認識し介助する
- ☐ 13. センサを使用する（センサ名：　　　　　　　）

> 歩行する前に動きをキャッチするためには，「床上」の看護計画のなかのケアプランの2.〜7.あたりの計画が必要となるため

教育
- ☑ 1. 患者・家族に歩行時にナースコールを押すよう指導する
- ☑ 2. 患者の荷物は床に置かず，ロッカー，床頭台を使用するように指導する
- ☐ 3. 家族へ患者の安静度の理解や現在の体動状況を伝え，患者の現状の共通認識をもつ
  　　→（　／　；日付）に，（　　　　　；説明した相手）に対して説明済み（　　　　　；実施者）
- ☐ 4. 抗凝固薬を内服している患者，家族に，転倒後出血の危険について説明する

武蔵野赤十字病院 看護安全委員会 2003年9月作成／2004年11月改訂／2007年12月改訂／2009年3月改訂

図5　転倒防止看護計画書「歩行」記入例

SECTION 2-1 転倒・転落防止対策の実施

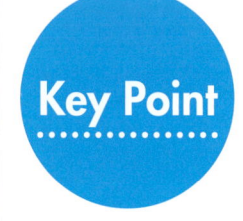

転倒・転落防止対策の実際

CHAPTER 4 転倒・転落防止対策のシステムアプローチ

Key Point

◆ アセスメントシートによる評価から，転倒看護計画立案，その実施への移行をシステム化する．

◆ 転倒看護計画を標準化し，実施することで，統一した見解での取り組み，効果的な看護計画の立案が可能である．新人看護師への教育的ツールなどの看護師間におけるメリットもある．

◆ 転倒看護計画における今後の課題としては，チーム内での共有化があげられる．

MEMO 1
MMT（manual muscle test）：徒手筋力テスト〈6段階筋力評価〉：抗重力動作能力を評価する方法で特別な器具を使用せずに徒手的に筋力を測定する．その評価は，5－正常～0－筋収縮もみとめない（完全麻痺）までの6段階である．
　MMT1とは，上肢・下肢とも筋収縮はあるも，関節の動きはない状態である．

MEMO 2
JCS：ジャパン・コーマ スケール（Japan Coma Scale）：意識障害の重症度区分のために考案されたスケールの1つ．グラスゴー・コーマスケール（GCS）と並んで常用される．以下のように表現される．
　JCSⅢ－200とは，痛み刺激で少し手足を動かしたり，顔をしかめる．JCSⅢ－300とは痛み刺激に反応しない状態である．

転倒・転落防止対策のシステムフロー

- 図1は転倒事故防止対策のフローチャートである．アセスメントシート（p.51）による患者危険度の評価から，転倒看護計画立案，その実施をシステム化したものである．
- 以下，このフローチャートにしたがって説明する．

アセスメントシートの使用方法

アセスメントシートの適用対象患者

- アセスメントシートの適用対象は全入院患者ではあるが，転倒・転落事故を起こす危険性のない患者や9歳以下の小児患者は除く．
- 転倒・転落事故を起こす危険性のない患者とは自分で動けない患者で，四肢麻痺（MMT1以下（MEMO 1）），ジャパン・コーマ スケール（JCS）がⅢ－200～300（MEMO 2）の患者である．
- また，9歳以下の小児患者は，別途の対応が必要である．

アセスメントシートの記入時期

- アセスメントシートの記入時期は，次のとおりである．
  - 入院，転入時
  - 入院，転入2～3日目
  - 入院，転入1週間後 以降1週間ごと

```
アセスメントシート適用 入院時 2〜3日目 1週間ごと 事故発生時
                                               対象外患者は除く*
                        ↓
                合計点算出，危険度評価
                ↓                    ↓
        10点以上（危険度Ⅱ，Ⅲ）        9点以下（危険度Ⅰ）
                ↓
        危険を予知して転倒看護計画書
        （排泄，床上，車椅子，歩行）を選択，
            現計画の評価と修正
                ↓
        標準看護計画に沿った転倒看護計画の立案
                ↓
        家族への現状の説明と協力の依頼（必要があれば）
                ↓
        転倒看護計画の実施，計画の修正
```

＊転倒・転落事故を起こす危険性のない患者（MMT 1以下，JCSⅢ −200〜300）や9歳以下の小児患者は除く

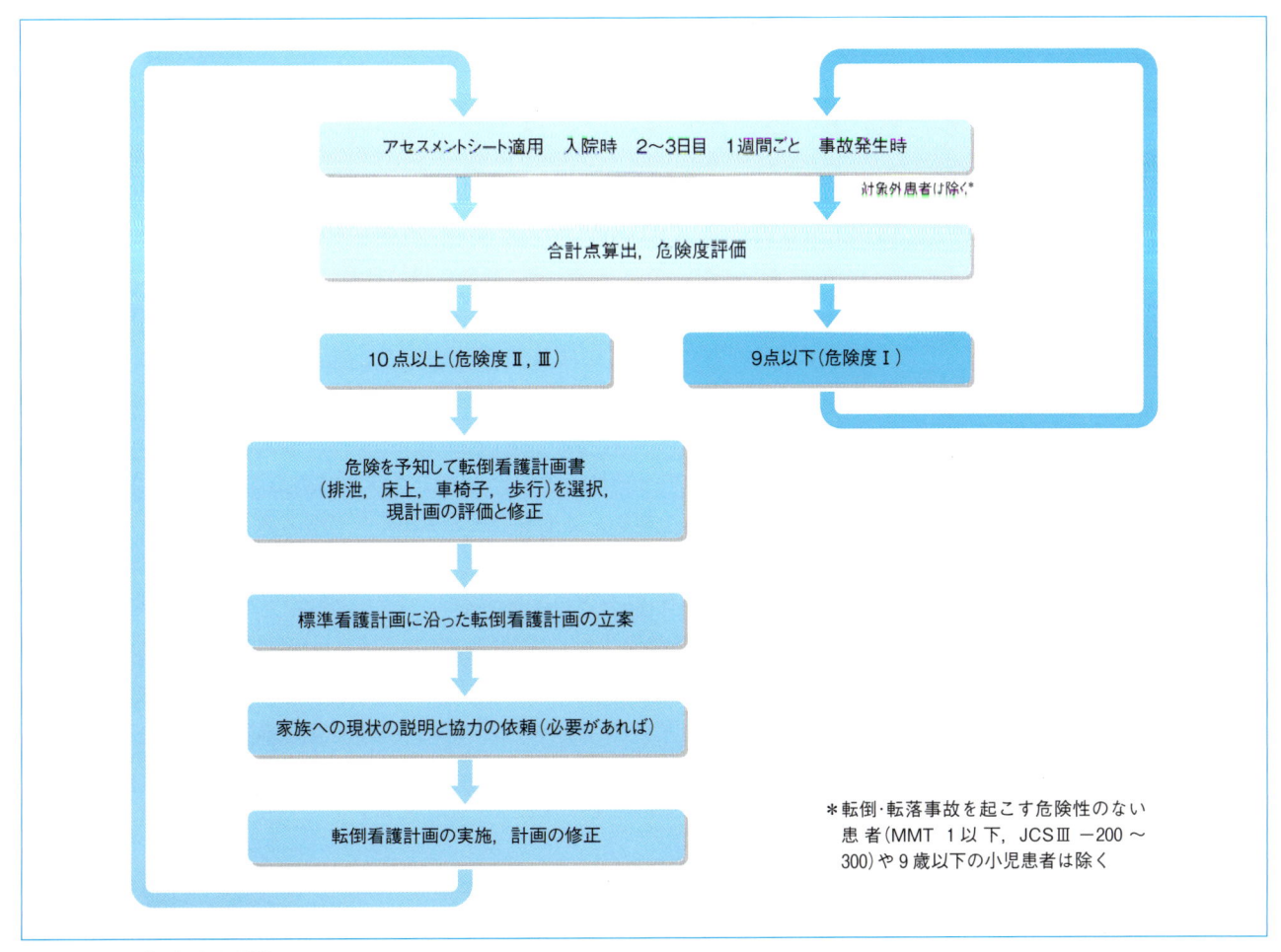

図1　転倒事故防止対策のフローチャート

・転倒・転落時（看護計画修正のためのチェック）

アセスメントシートの記入方法

- 該当項目をチェックし，その項目の評価スコアを記入しスコア合計点を算出する．
- シート左上の「No．(1)」が満了したときは新規のシートに移行し，「No．(　)」に番号2を記入してチェックを続ける．

アセスメントシートの評価方法

- 評価スコアの合計点数を求め，その点数により危険度Ⅰ，Ⅱ，Ⅲ（MEMO 3）を求める．

■ アセスメント評価から転倒防止看護計画への移行

移行基準

- 移行基準としては，危険度Ⅱ以上は転倒防止看護計画立案へ進む．
- また，危険度Ⅰの評価に改善がみられたら転倒防止看護計画を終了してもよいこととする．

> **MEMO 3**　危険度Ⅰ，Ⅱ，Ⅲ：転倒・転落アセスメントシートの評価スコアの合計より以下のように評価する．
> スコア20以上
> 危険度Ⅲ…転倒・転落をよく起こす
> スコア10〜19
> 危険度Ⅱ…転倒・転落を起こしやすい
> スコア1〜9
> 危険度Ⅰ…転倒・転落することもある

転倒防止看護計画書の選択
- アセスメントシートでの評価により，危険を予知し，転倒防止看護計画書を選択する．「排泄」「床上」「車椅子」「歩行」の4種類の転倒防止看護計画書から，患者の現状を考慮して，どれが必要かを選択する．
- 選択した転倒防止看護計画書のなかから実施項目にチェック・日付を入れる．
- 観察項目は，基本的にすべて確認し，すべてについて観察を実施する．
- 「床上」「車椅子」「歩行」に関しては，治療上の安静度，もしくは患者のADLによって選択する．
- 排泄行為に伴い，転倒・転落事故が起こる危険性のある患者には「排泄」も必ず選択する．

転倒防止看護計画の評価
- 日々の看護の有効性を評価し，観察・ケア項目の追加修正を行う．
- 1週間ごと，あるいは患者の状況変化時のアセスメントシート適用の際は転倒防止看護計画の修正を行い，アセスメントシートの看護計画変更欄に修正変更の有・無をチェックする．
- 転倒・転落事故発生時にも同様にアセスメントシートを適用し，転倒防止看護計画の修正変更を行う．

アセスメントシート，転倒防止看護計画の扱いと保管
- 標準看護計画と同様の扱いとし，患者チャートの問題リストの次に他の看護問題リストとともに挟む．アセスメントシートも一緒に挟む．

転倒防止看護計画の効果

- アセスメントシートと転倒防止看護計画の適用後，その効果を検証するため，当院の事故件数の調査を行った．アセスメントシート適用前からの事故推移を**図2**に示す．加えて，アセスメントシートと転倒防止看護計画それぞれの，適用前後3か月間における事故件数の平均値を**表1**に示す．
- 表から，アセスメントシート適用後でも事故件数は低減しなかったことがわかった．その後，事故件数は変動したが，長期的には事故件数が低減傾向にあることがわかった．
- しかし，転倒・転落事故は要因が複雑に組み合わさっており，アセスメントシートなどの対策により事故件数の低減という効果が顕著に現れるとは限らない．そこで，事故の影響度に焦点をあてて調査した．
- 事故の影響度を次のように規定して調査した表が**表2**である．これにより，影響度が小さい事故の割合が増加し，中度や重度の重大事故が低減したことがわかった．
    ・「軽度」……打撲，擦り傷，内出血
    ・「中度」……縫合した傷，捻挫
    ・「重度」……骨折，頭蓋内出血，意識障害
- 上記の2つの表により，武蔵野赤十字病院では，アセスメントシートや転

表1　事故件数の平均値

	件数の平均値 （件数／月数）
アセスメントシート適用前 （2001年8～10月）	41.67
アセスメントシート適用後 （2001年11月～2002年1月）	52.33
転倒看護計画適用前 （2003年6～8月）	43.33
転倒看護計画適用後 （2003年9～11月）	31.33

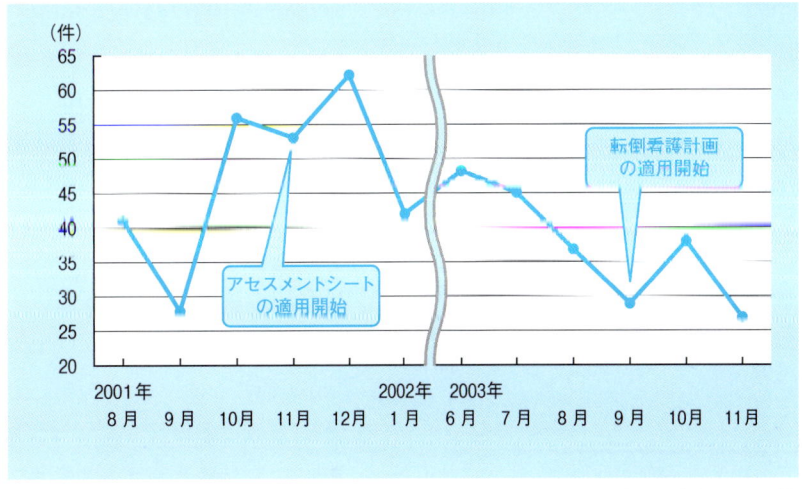

図2　事故件数の推移

（武蔵野赤十字病院資料）

表2　転倒事故の影響度別割合

	事故に占める影響度の割合			
	な し	軽 度	中 度	重 度
アセスメントシート適用前 （2001年8～10月）	67%	29%	4%	0%
アセスメントシート適用後 （2001年11月～2002年1月）	72%	25%	2%	1%
転倒看護計画適用前 （2003年6～8月）	68%	29%	2%	0%
転倒看護計画適用後 （2003年9～11月）	77%	21%	1%	1%

（武蔵野赤十字病院資料）

倒防止看護計画を適用することで，事故件数や影響度の低減という効果があったことがわかった．

転倒防止看護計画適用によるメリット

● 転倒防止看護計画を標準化し，適用することで，以下のようなメリットがある．

看護師間におけるメリット
統一した見解での取り組み
● 転倒防止看護計画書を共有することにより，全看護師が統一した見解で，転倒・転落事故防止に取り組むことができる．看護師間のコミュニケーションツールとなっている．

効率的な看護計画の立案が可能
- チェック方式を用いているので，効率的に業務を行うことができる．

新人看護師への教育ツール
- 新人でも，この転倒看護計画書を用いることで，転倒・転落事故防止のための計画指針などを理解することができる．

患者と看護師間におけるメリット

各患者に個別対応が可能
- 転倒・転落事故防止という観点から，個々の患者に最適な看護計画や対策が可能になる．さらに，1週間ごとに計画や対策の修正ができる．

患者・家族とのコミュニケーションツール
- 転倒・転落防止を主目的にしたやむを得ない抑制対応が発生した場合，家族への同意が必要な対策についての説明指針となる．また，退院時には，これを用いて説明，指導を行うことで，在宅における介護のポイントを示すこともできる．

事故が発生した場合の記録
- 看護師，患者・家族が，「どのような見解による看護計画が実施され，対策が考えられてきたか」という事実を知ることができる．

＊＊＊

- このように，転倒看護計画書は病棟内の看護師間における情報伝達ツールとなる．さらに，病院全体でアセスメントシートと転倒看護計画書を使用していることから，患者の転棟時に病棟の異なる看護師間で介護方法などの伝達が容易となる．
- また，アセスメントシートに記載された患者要因により，経験が浅い新人看護師でも事故を起こす要因を学習することができる．新人看護師は，転倒防止看護計画書により，病院にどのような転倒・転落防止対策があるのかを知り，効果的な対策方法を身につけることができる．
- とくに，転倒防止看護計画書を使用することで，危険予知（KY）の能力の取得が期待される．新人看護師が転倒防止看護計画を用いた対策立案を行うことで，1人でも危険を予測する能力を身につけ，具体的な対策案を出すことで実践までつなげることができる．KYT（危険予知トレーニング）を行うことが可能となる．KYTについては，CHAPTER 6で述べる．

転倒防止看護計画の課題

- 転倒防止看護計画における今後の課題としては，看護チーム内での共有化があげられる．
- 転倒防止看護計画書は看護師間のコミュニケーションツールとなるが，カルテの電子化により画面の構成上，転倒防止看護計画と患者の疾患や治療の流れ，生活背景などの全体像がトータルにみえにくく，連動性がとらえ

にくいとの意見がある．
- また，転倒防止看護計画を立案することで，新人看護師がKYの能力を身につけることができる．しかし，高齢化社会の加速化により，認知症や疾患の複合化などが増えているために，より専門的な知識を要することから，経験の浅い看護師が1人で対策立案するだけではKYが追いつかない場合も多い．
- 転倒防止看護計画の立案の場をKYTの機会として，新人も経験が豊富な看護師も，患者の全体像をとらえて対策を共有する方法を工夫することが可能である．
- 転倒防止看護計画が新人に対してはKYTとなり，かつ看護チーム内で共有するためにフォーマットや共有方法を検討，工夫し，実践していく必要がある．
- 当院では，アセスメントシートと標準看護計画がA3サイズの同一紙面上で連動して考えていけるようなフォーマットを検討した（p.74 図3）．このような紙面を用いての情報共有やチームカンファレンス，患者のベッドサイドでの環境調整を目的とした安全ラウンド（p.120参照）などを行っている．読者においても参考としていただきたい．
- 左面（p.74）に各アセスメント項目の詳細を記しているので，これを参照して右面（p.75）のアセスメントシートの項目チェックを，より適正に行えるようにした．
- これらにより，チェックする看護師の判断誤差を軽減することを目的としている．

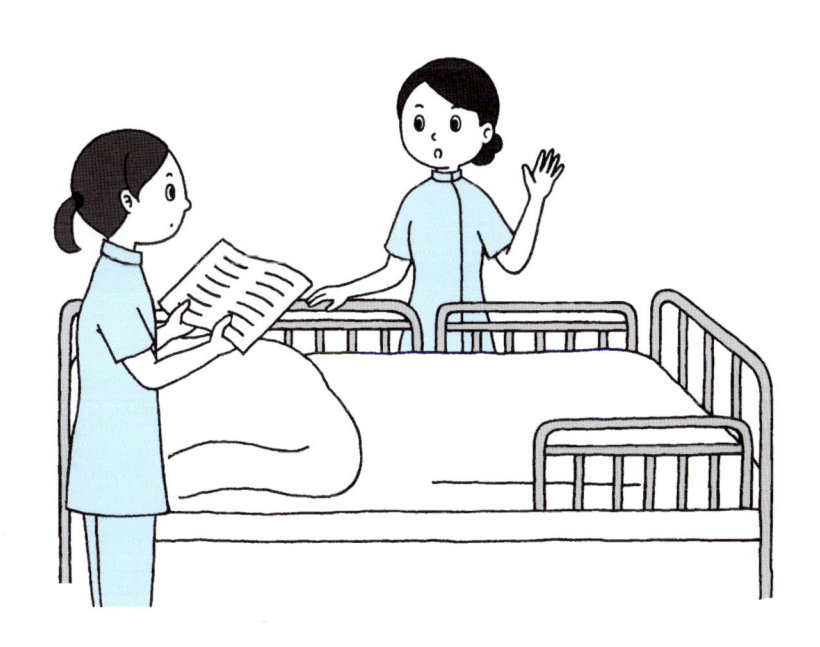

分類		分類の特徴説明
認識力	認知症様症状がある 不穏行動がある 判断力・理解力・記憶力の低下がある 見当識障害・意識混濁・混乱がある	思考の錯乱・注意力の欠如がある （会話を続けられない・記憶できない・質問に対して適切な 答えができない・自分の場所がわからない）
薬物	睡眠安定剤服用中　抗凝固薬 麻薬服用中 下剤服用中 降圧利尿薬服用中	鎮痛薬・睡眠薬・安定薬・抗精神薬内服中 心療内科受診中・抗凝固薬内服中 降圧薬・利尿薬
患者特徴	ナースコールを押さないで行動しがちである． ナースコールを認識できない・使えない 目立った行動を起こしている（落ち着きがないなど） 何事も自分でやろうとする 環境の変化（入院生活，転入）に慣れていない	ナースコールを押すこともあれば押さないこともある 落ち着きがない，同じことを繰り返し言っている しゃべり続ける 入院・転棟して1週間以内
病状	38℃以上の熱がある 貧血がある 立ちくらみ（起立性低血圧）を起こしやすい 手術後3日以内またはドレーン類が挿入されている リハビリ開始時期・訓練中である 病状・ADLが急に回復・悪化している時期である	 貧血とはHb 10mg/dL以下のものを指す 起立性低血圧・腎性貧血・輸血施行中・造血剤内服中 ルート類，ドレーン挿入中・創痛がある 病状・ADLがここ2〜3日間の間に回復・悪化した
既往歴	転倒・転落したことがある	入院1か月前からの情報を含む
感覚	平衡感覚障害がある 視力・視野障害がある 聴力障害がある	回転性眩暈，非回転性眩暈，小脳病変 老眼・白内障・緑内障・黄斑部変性症 糖尿病性網膜症 老人性難聴・補聴器使用，突発性難聴
運動機能障害	足腰の弱り，筋力の低下がある 麻痺・しびれがある 骨・関節異常がある（拘縮，変形）	ふらつきがある，立位保持困難，片足立ちできない 片麻痺，単麻痺，対麻痺，交叉性麻痺，バレー徴候あり 関節の拘縮または変形がある，関節痛がある
活動領域	ふらつきがある 車椅子・杖・歩行器を使用している 自由に動ける 移動に介助が必要である 寝たきりの状態であるが，手足は動かせる	歩行時・椅子などへの移動時・立ち上がり時ふらつく 1人で歩けない 治療上床上安静の患者も含む
排泄	尿，便失禁がある 頻尿がある トイレまで距離がある 夜間トイレに行くことが多い ポータブルトイレを使用している 車椅子トイレを使用している 膀胱内留置カテーテルを使用している 排泄には介助が必要である	 昼間8回以上，夜2回以上 ポータブルトイレ以外を使用かつ，自立度J以外 2回以上 トイレへの移動・下着の上げ下ろしの介助が必要 介助はしないが見守りが必要 床上での尿器・便器の介助が必要

2010年3月改訂
武蔵野赤十字病院　看護安全委員会

図3　アセスメントシートと標準看護計画がA3サイズの同一紙面上で連動して考えていけるようなフォーマット例

No.（　　）

アセスメントシート

*査定日は入院時，2～3日目（生活に慣れたころ），1週間後（患者の性格なども把握できるころ），その後1週間ごと，事故発生時，その他症状変化時・術後2日目に行う．ただし，意識レベルJCSⅢ200～300，四肢麻痺（MMT1以下）の患者には実施しなくてよい
*各分類で1つ以上チェックがあれば評価スコアの得点となる

分類	情徴	評価スコア	患者評価 入院時	2・3日目	1週間後	/	/
年齢	65歳以上，9歳以下	2	□	□	□	□	□
認識力	認知症様症状がある 不穏行動がある 判断力・理解力・記憶力の低下がある 見当識障害・意識混濁・混乱がある	4	□	□	□	□	□
薬物	以下の薬剤のうち1つ以上使用している 睡眠安定薬・鎮痛薬・麻薬・下剤・降圧利尿薬・抗凝固薬	4	□	□	□	□	□
患者特徴	ナースコールを押さないで行動しがちである ナースコールを認識できない・使えない	4	□	□	□	□	□
	目立った行動を起こしている（落ち着きがないなど） 何事も自分でやろうとする	2	□	□	□	□	□
	環境の変化（入院生活，転入）に慣れていない	1	□	□	□	□	□
病状	38℃以上の熱がある 貧血がある 立ちくらみ（起立性低血圧）を起こしやすい	3	□	□	□	□	□
	手術後3日以内またはドレーン類が挿入されている	2	□	□	□	□	□
	リハビリ開始時期・訓練中である 病状・ADLが急に回復・悪化している時期である	1	□	□	□	□	□
既往歴	転倒・転落したことがある	2	□	□	□	□	□
感覚	平衡感覚障害がある	2	□	□	□	□	□
	聴力障害がある 視力・視野障害がある	1	□	□	□	□	□
運動機能障害	足腰の弱り，筋力の低下がある	3	□	□	□	□	□
	麻痺・しびれがある 骨・関節異常がある（拘縮，変形）	1	□	□	□	□	□
活動領域	ふらつきがある	3	□	□	□	□	□
	車椅子・杖・歩行器を使用している	2	□	□	□	□	□
	自由に動ける	2	□	□	□	□	□
	移動に介助が必要である 寝たきりの状態であるが，手足は動かせる	1	□	□	□	□	□
排泄	尿，便失禁がある 頻尿がある（昼8回以上，夜2回以上） トイレまで距離がある 夜間トイレに行くことが多い（夜2回以上）	3	□	□	□	□	□
	ポータブルトイレを使用している 車椅子トイレを使用している 膀胱内留置カテーテルを使用している 排泄には介助が必要である	1	□	□	□	□	□
		合計					
		危険度					
		看護計画修正・変更	有・無	有・無	有・無	有・無	有・無
		サイン欄					

危険度Ⅲ：20～45点　転倒・転落をよく起こす
危険度Ⅱ：10～19点　転倒・転落を起こしやすい
危険度Ⅰ：1～9点　転倒・転落する可能性もある

*危険度Ⅱ以上または，薬物・認識力・病状にチェックされた患者は，看護計画を立案する

武蔵野赤十字病院看護安全委員会2009年3月改訂
注）『看護白書』に掲載したものを2003年11月に一部，さらに2009年3月に改訂した．

CHAPTER 4 転倒・転落防止対策のシステムアプローチ

SECTION 2-2

転倒・転落防止対策の実際

入院時オリエンテーション

Key Point

◆ 入院時オリエンテーションでは,患者・家族に理解しやすいように絵や図の入った説明書を利用するとよい.
◆ 家での生活状況の情報収集を行い,環境の相違に適応できそうかを,反応などをみながら環境整備を患者・家族とともに行う.
◆ 患者特徴について判断しやすいように,看護師全員が統一した内容で評価できる院内スケールや指標を統一する.
◆ 幼児のベッドからの転落事故は,付き添いがあっても発生しうるので注意を要する.

オリエンテーションのポイント

- 患者・家族から入院時の既往歴を聴取する際,患者のADL・理解力を把握する.
- 武蔵野赤十字病院では,オリエンテーションの際,転倒・転落防止対策説明用紙(**図1**)を用いながら行う.患者のADL状況に合わせた行動パターンを予測し,図1の右側の図を用いながら説明する.武蔵野赤十字病院ではこの図がシールになっており,転倒・転落の可能性がある療養具に貼り付けて注意を喚起している.
- このとき,必ず家族へもオリエンテーションを行い,必要に応じて,転倒・転落防止に必要な物品なども検討する(たとえば,杖やスリッパから踵のある靴への変更など).
- 自宅での生活状況の情報収集を行い,環境の相違に適応できそうかを,反応をみながら,療養環境を患者・家族とともに整える.たとえば自宅では布団で寝ていたか,ベッドかなどを聞き,ベッド周りの調整をする.サイドレールを選択したり,いつも上がり下りをしている向きなどを確認する.
- また,障害の程度や病状変化,薬物による影響,治療上必要なチューブ類など転倒・転落に関連する所見から,行動を予測し,転倒・転落を防止する環境を整える(たとえば,解熱したら動くことができる,睡眠薬でふらつく,

チューブがひっかかるなど).

- 抑制などデリケートな問題が生じないように，転倒・転落の危険性の説明と，転倒・転落防止策について，必ずインフォームド・コンセントを行う．

転倒・転落アセスメントシートの記入

- 既往歴を聴取後，転倒・転落アセスメントシートの記入を行う．家族が同席して，患者・家族とともに記入をするのが望ましい．アセスメントシートの患者特徴に添ってチェックし，危険度を評価する．
- 記入の際，患者特徴について判断しにくい場合は，判断しやすいように，院内で使用しているスケールや指標にしたがって，看護師全員が統一した内容で評価できるようにする．たとえば「頻尿がある」とは，「昼8回以上，夜2回以上」などと，院内で指標として統一されていることが望ましい．
- アセスメントシートにより，とくに転倒転落の危険性が高いと判断された患者は，看護チーム全員が把握できるようにミーティングやカンファレンスなどで情報共有をすることが望ましい．

患者さま・ご家族のみなさまへ

武蔵野赤十字病院　院長

転倒および転落防止対策について

病院での入院環境は，住みなれた家庭とは異なります．環境の変化に加え，病気やけがによる体力や運動機能の低下により，思いがけない転倒やベッドなどからの転落の危険性が指摘されています．

当院では，患者さまの療養環境を整備することにより転倒・転落の防止に努め，安全で快適な生活を送っていただけるよう努力していますが，それでも転倒・転落が発生しております．さらに安全性を高めるためには，ご家族のご協力が欠かせません．ご家族の面会は，患者さまの励みになるとともに，自宅と同じような環境づくりにたいへん役立ちます．

また，必要に応じてご家族と，患者さまの情報を医師，看護師，理学療法士，作業療法士などと共有し，転倒・転落防止のための安全用具の適切な使用など予防策について検討させていただきたいと思いますのでご協力をお願いいたします．

＊お問い合わせは看護師長，または看護師にお申し出ください．

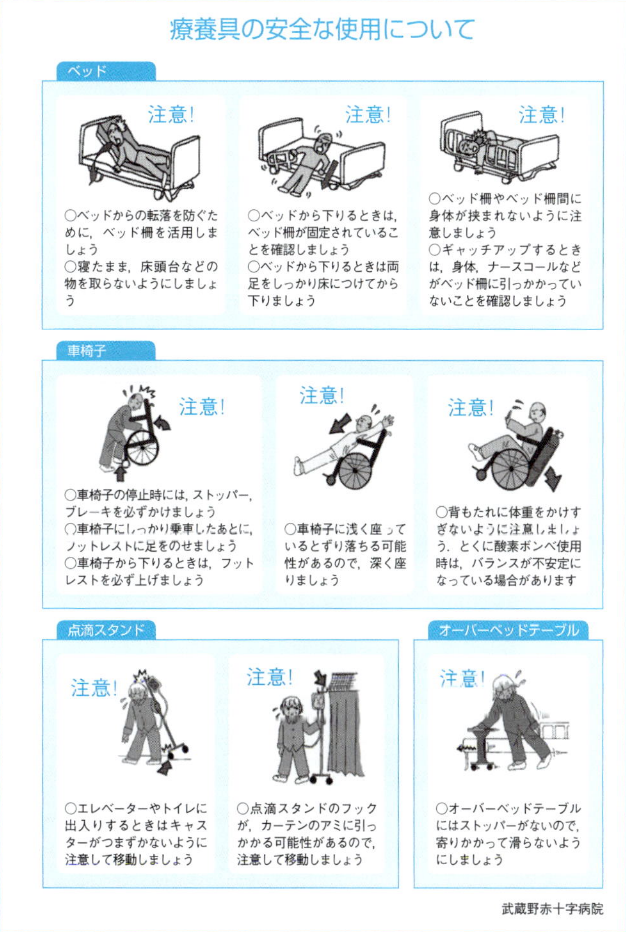

図1　転倒・転落防止対策説明用紙　（武蔵野赤十字病院資料）

COLUMN

幼児の入院時オリエンテーション

　転倒・転落事故の可能性は高齢者だけではありません．転倒・転落アセスメントシートにあるように，9歳以下の患者は，65歳以上の患者と同様にスコアは2点です．

　武蔵野赤十字病院では患者の療養環境を整備することにより，高齢者だけでなく，幼児のベッドからの転落防止に努めています．しかし，それでも幼児がベッドから転落する事故が発生しています．下の図は，幼児の入院時におけるオリエンテーションで用いているもので，転倒・転落防止への協力をよびかけています．

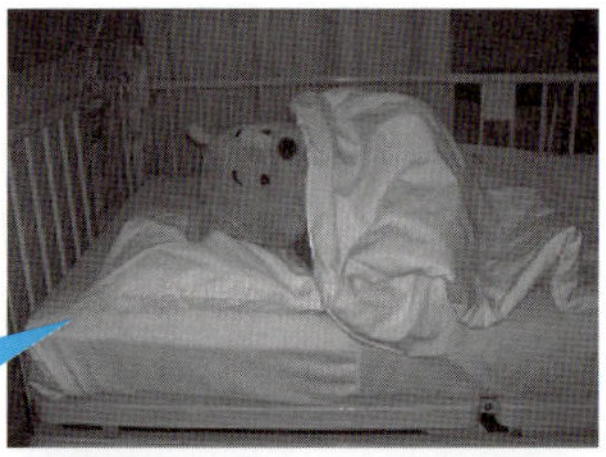

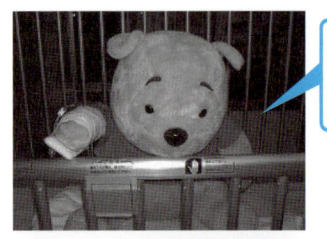

　看護師は，この図を家族に見せながら，次のような説明をします．
- 入院生活の安全性をより高めるためには，家族の協力が欠かせないこと．
- ベッド柵は半分の高さでは子どもがよじ登って転落する危険があります．家族がトイレや売店など，すこしでも部屋から出る際には，必ずベッド柵を一番上まで上げること．
- 寝返りをうった際の転落事故が起きています．家族が隣に付き添って寝る場合も，必ず就寝前に柵を上げること．
- おむつを交換するときなど，家族がほんのすこし背を向けた瞬間にも，子どもは母親やおもちゃを追いかけて転落してしまうことがあります．油断して子どもから目を離したりしないこと．
- 布団やかばんを台にして柵をよじのぼってしまうことがあります．ベッドの中に，踏み台や階段になるようなものは置かないこと．

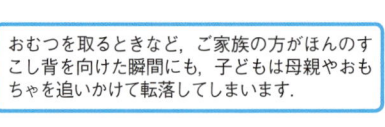

　以上のような説明は，担当看護師が責任をもって行い，また，家族も説明を受けたことを明らかにするため，署名をします．これは，病院側の説明責任を果たすためだけでなく，患者・家族の自覚をうながすためでもあります．

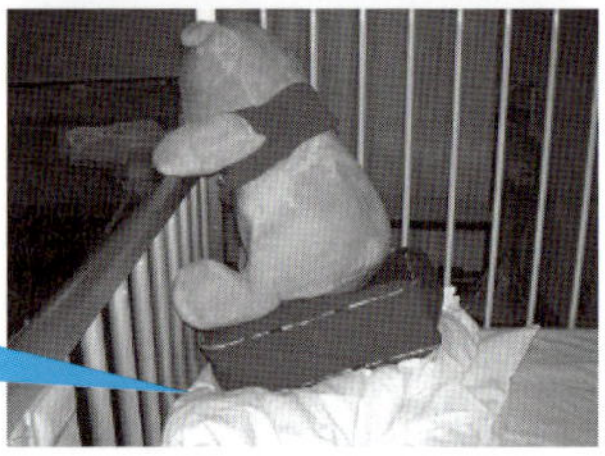

（武蔵野赤十字病院資料）

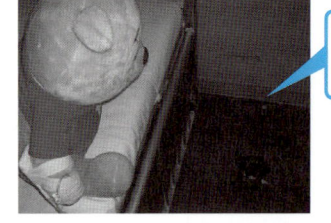

CHAPTER ④ 転倒・転落防止対策のシステムアプローチ

SECTION 2-3

転倒・転落防止対策の実際
やむなく転倒・転落が起きた場合の対応

Key Point
- ◆ケアと環境を整えて転倒・転落防止対策を行っても，転倒・転落事故は起こる．
- ◆重要なのは事故が起こった際の対処法で，患者が重症化しないように対応することである．
- ◆「転倒・転落事故件数を低減していくこと」と「事故による影響を緩和していくこと」の両方の実現をめざすことが必要である．

頭部打撲時の対応

- 院内において私たちは，患者が転倒・転落することで被る，さまざまな傷害の実態を経験している．
- なかでも患者が頭部を打撲した場合は，ハイリスク患者はとくに生命の危機的状況を引き起こすこともまれではない．こうした危機的状況に対応するには，頭部打撲による傷害をいかに早期に把握できるかにある．
- 当院においては，早期に適切に頭部CTスキャンを実施できるようにするため，選別基準をはじめとする手順を明示し，図1の頭部打撲時の対応フロー図に基づいて，適切な対応処置を進めていくようにしている（p.81のフロー図補足にフロー図内の用語について解説がある）．

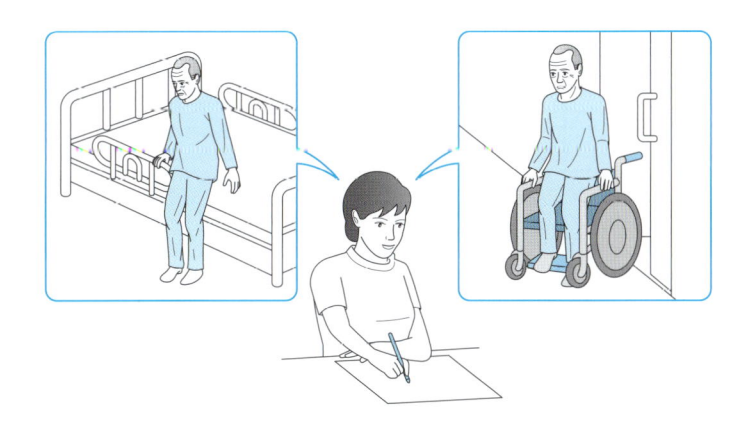

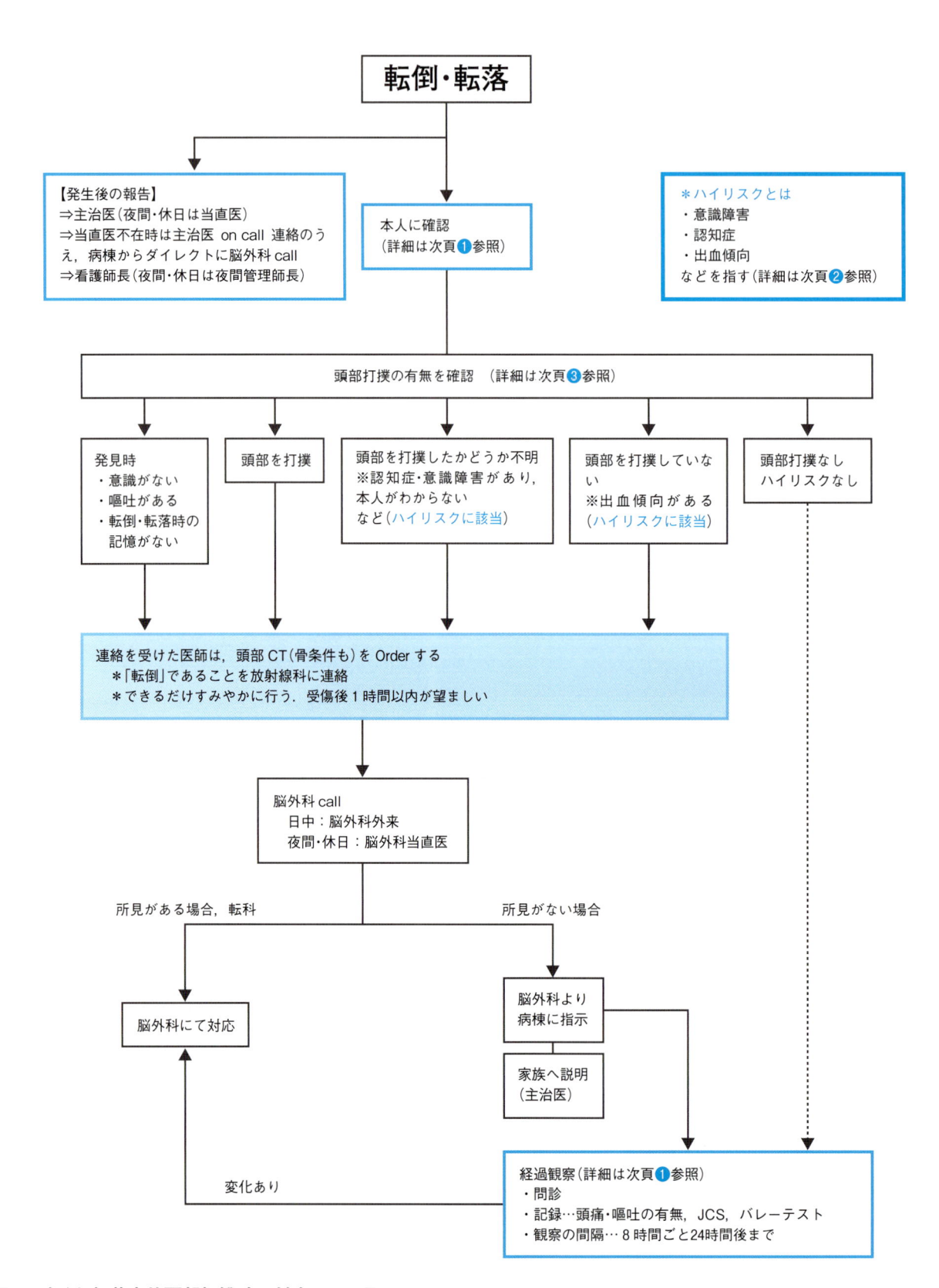

```
                              転倒・転落
                                 │
        ┌────────────────────────┼────────────────────────┐
        ▼                        ▼                        
【発生後の報告】            本人に確認              *ハイリスクとは
⇒主治医（夜間・休日は当直医） （詳細は次頁❶参照）        ・意識障害
⇒当直医不在時は主治医 on call 連絡のう                   ・認知症
  え，病棟からダイレクトに脳外科 call                    ・出血傾向
⇒看護師長（夜間・休日は夜間管理師長）                    などを指す（詳細は次頁❷参照）
                                 │
                                 ▼
                      頭部打撲の有無を確認 （詳細は次頁❸参照）
        ┌──────────┬──────────┬──────────┬──────────┐
        ▼          ▼          ▼          ▼          ▼
    発見時      頭部を打撲   頭部を打撲したかどうか不明  頭部を打撲していない  頭部打撲なし
    ・意識がない              ※認知症・意識障害があり，   ※出血傾向がある    ハイリスクなし
    ・嘔吐がある              本人がわからない          （ハイリスクに該当）
    ・転倒・転落時の          など（ハイリスクに該当）
      記憶がない
        │          │          │          │          ┊
        └──────────┴────┬─────┴──────────┘          ┊
                         ▼                            ┊
         連絡を受けた医師は，頭部 CT（骨条件も）を Order する
            *「転倒」であることを放射線科に連絡
            *できるだけすみやかに行う．受傷後１時間以内が望ましい
                         │
                         ▼
                    脳外科 call
                  日中：脳外科外来
                  夜間・休日：脳外科当直医
              │                           │
        所見がある場合，転科          所見がない場合
              ▼                           ▼
                                      脳外科より
                                      病棟に指示
                                          │
                                          ▼
                                      家族へ説明
                                      （主治医）
          脳外科にて対応                  │
              ▲                           ▼                    ┊
              │                   経過観察（詳細は次頁❶参照）  ┊
              └───変化あり─────  ・問診                        ◄┘
                                  ・記録…頭痛・嘔吐の有無，JCS，バレーテスト
                                  ・観察の間隔…8時間ごと24時間後まで
```

図1　転倒・転落事故頭部打撲時の対応フロー図

❶ 頭部打撲時の問診・視診のポイント

問診のポイント
- 見当識を確認します（右表参照）．名前，年齢を言えるか，日付，曜日を言えるか，自分のいる場所を言えるかなどを確認する．
- 受傷後の記憶を確認します．通常，事故の瞬間のことは覚えていません．しかし，救急車に乗せられたことを覚えていないのは異常所見である．
- 既往歴を確認します．抗血小板薬やワルファリンカリウム（ワーファリン）を服用している場合は，打撲などの発症を起こさないように環境対策を行い，患者への注意も強化する．とくに糖尿病患者の場合，傷の感染に十分注意する．

頭部外傷時の視診のポイント
- 顔の部分や出血など，容易に確認できるものだけでなく，頭部全体の打撲をよく観察する必要がある．
- 打撲部，受傷部を記載する際は，文字だけでなく，必ず図をかいて具体的に記載するようにする．

神経学的所見
- 神経学的所見について記載する内容は，次のようなものである．
  - 意識レベル：GCS（右注参照）を記載
  - 瞳孔の左右差，対光反射の有無
  - 眼球運動
  - 麻痺の有無
- なお，上肢の痺れや不全麻痺は頸椎損傷の可能性があることを認識しておく必要がある．

表 頭部打撲患者に対する具体的な問いかけの例

```
お名前は？
お年はいくつですか？
いま，どこにいるかわかりますか？
どうしてここにいるかわかりますか？
どこでけがをしましたか？
どこに出かけるところでしたか？
誰が最初に声をかけてくれましたか？
```

注）GCS；グラスゴー・コーマスケール（Glasgow Coma Scale）
意識障害の重症度区分のために考案されたスケールの1つ．ジャパン・コーマスケール（Japan Coma Scale；JCS）と並んで常用される．下記のE，V，Mの合計点が3〜4は昏睡であると判断される．

E：eye opening（開眼）
- 自発的に（spontaneous） 4
- 言葉により（to speech） 3
- 痛み刺激により（to pain） 2
- 開眼しない（nil） 1

V：verbal response（発語）
- 見当識あり（oriented） 5
- 混乱した会話（confused conversation） 4
- 不適当な言葉（inappropriate words） 3
- 理解不明の音声（incomprehensible sounds） 2
- 発声なし（nil） 1

M：motor response（運動）
- 命令に従う（obeys） 6
- 痛み刺激部位に手をもってくる（localises） 5
- 四肢を屈曲，逃避（withdraws） 4
- 四肢を屈曲，異常屈曲（abnormal flexion） 3
- 四肢伸展（extends） 2
- 全く動かさない（nil） 1

---

❷ 転倒・転落におけるハイリスクとは……
⇒意識障害がある
⇒認知症がある
⇒出血傾向がある
　血小板減少
　抗凝固薬投与中
　人工透析後，目安として4時間以内
　プロトロンビン時間3秒以上延長している，ことを指す．

参考：血小板減少（3万以下）の患者が転倒し，頭部打撲をした場合，血小板20単位を施行することを考慮する．（血液内科による提示）

---

❸ 頭部打撲の確認
発見時：転倒・転落の瞬間を誰も見ておらず，そのあとに医療者などが駆けつけて発見した場合のことをいう．その発見時の患者に，意識がない，嘔吐がある，転倒・転落したことの患者の記憶がない，の状態で判断する．
頭部打撲あり：頭部を打撲した瞬間を誰かが（医療者，家族，面会者等）見ていたか，あるいは患者自身が頭部を打撲したことがわかっている場合をいう．
頭部打撲不明：頭部を打撲した瞬間を誰も見ておらず，患者に認知症やその他の精神症状があり，患者自身が頭部を打撲したかどうかがわからない場合をいう．
頭部打撲なし：頭部を直接打撲はしていないものの，身体への衝撃が加わることで，頭内に変化や異常をきたす場合があることを考慮する．（乳幼児では高い高いをした場合など）
ハイリスク因子を有している患者は該当する．ハイリスク因子の例を上記に示す．

（2008年10月作成　転倒・転落ワーキンググループ，医療安全推進室）

図1　転倒・転落事故頭部打撲時の対応フロー図の補足

転倒・転落防止と身体抑制について

CHAPTER 4 転倒・転落防止対策のシステムアプローチ
SECTION 2-4 転倒・転落防止対策の実際

Key Point

- 身体抑制は「切迫性」「非代替性」「一時性」の3つの要件がそろったときにのみ行うことが可能となる.
- 医療者側の都合を理由に身体抑制を行い,患者の行動を抑止してはならない.
- 身体抑制をやめることだけでは転倒・転落事故を低減することはできない.
- 「転ぶことにつながる行動要因に対してケアすることで,転ぶきっかけを減らすこと」と「転んでも大けがをしない環境をつくること」が転倒・転落防止に重要である.
- 医療者からみて,危険と思われる患者の行動には必ず意味がある.
- 行動を抑止する以前に,行動を患者からのメッセージととらえ,行動の意味を考えてケアと環境を整える.

正しく身体抑制は行われているか

- 高齢者は身体的な機能の低下により,転倒や転落などの事故が起きやすい状態にある.
- ナースコールをせずに自分で行動する,管を気にせずに動いたり,管を引っ張る,何度も起き上がろうとしたり,落ち着きなくそわそわする様子があるなど,医療者からみると危険と思われる行動をすることがある.
- 認知力の低下があると,説明をしても理解が得られず,とくに急性期の病院では治療上の安静保持や管類のトラブル防止,転倒・転落防止の対策として身体抑制をする場合もあるだろう.
- けれども,本当に正しく身体抑制は行われているだろうか？ 身体抑制は「切迫性」「非代替性」「一時性」の3つの要件がそろったときにのみ行うことが可能であり(表1),医療者側の都合を理由に身体抑制を行い,患者の行動を抑止してはならない.
- 転倒・転落防止と身体抑制の問題は,患者の身の周りの世話を生業としている看護師にとっては,倫理的ジレンマを感じる部分でもある.

身体抑制はやめるべきなのか

- 身体抑制をやめることだけでは転倒・転落事故を低減することはできない．転倒・転落事故の低減のためには「転倒・転落事故件数を低減していくこと」と「事故による影響を少なくしていくこと」の両方を実現していくことが必要である．
- つまり，「転ぶことにつながる行動要因に対してケアすることで，転ぶきっかけを減らすこと」と「転んでも大けがをしない環境をつくること」である．
- 認知力や判断力，適応力の低下があると，患者自身が「これぐらいはできる」と思って行動したものの，身体能力の低下により転倒する．
- 視力や視野の障害，危険を察する能力の低下によって見間違いや距離感がつかめずにバランスを崩して転倒する．

患者の行動には必ず意味がある

- 医療者からみて，危険と思われる患者の行動には必ず意味がある．排泄に関する理由が多く，トイレに行きたい思いが強いと行動への注意が散漫となり，転倒する危険性が高まる．
- ほかにも，時間を気にして行動する，夕方になると落ち着かなくなりベッドから下りるなど，一見無目的にみえる行為には何らかの意味がある．
- 入院前の排泄パターンや生活習慣などがヒントになることが多い．危険と思われる行動を抑止する以前に，行動を患者からのメッセージととらえ，行動の意味を考えてケアと環境を整える．このことが転倒・転落防止につながるのである．

転倒・転落事故防止マニュアルの改訂

- 入院患者の高齢化，治療内容の高度化，在院日数の短縮をはじめとして大きく変化している環境やケアのなかで，転倒・転落事故防止対策は容易でない問題となっている．
- 武蔵野赤十字病院では，2009年に転倒・転落事故防止マニュアルの改訂を行った．マニュアルの改訂にあたり標記を3部作の手順としてまとめた．
① 「転倒・転落事故防止対策」：未然防止対策として実施すること．アセスメントシートや標準看護計画の運用方法と実施内容
② 「身体抑制の基準と方法」：身体抑制についての基本的な考え方と，やむを得ず抑制を実施する場合の手続きと適切な抑制法
  ・身体抑制の必要性はいくつかあるが，その一つとして転倒・転落防止も含まれることから，関連することとして3部作のなかに含めた．
③ 「転倒・転落事故発生時の対応」：起こってしまった場合に最も注意することとして，生命的危機をまねきかねない頭部打撲にポイントをおいた，対

表1　身体抑制の3要件

身体抑制は，次の3つの要件をすべて満たす場合，「緊急やむを得ない」ものとして認められることがある．

- ◆ **切迫性**
  利用者等の生命または身体が危機にさらされる可能性が著しく高い
- ◆ **非代替性**
  他に代替する介護方法がない
- ◆ **一時性**
  作動制限が一時的なものである

処法のガイドライン
・これらを別々のこととしてとらえず，一貫して連動したケアとして，患者の安全確保を第一義的に考えるケアの実践として取り組むことが必要である．
● 転倒・転落事故防止などで，やむを得ず身体抑制を行う場合は，医師の指示，患者および家族へのインフォームドコンセントはもちろんのこと，身体抑制時の観察と記録が必要であり，併せて早期解除に向けて検討することが重要である．
● 武蔵野赤十字病院の「身体抑制のフローチャート」（図1），「身体抑制の観察と指示」（図2）を参考にされたい．

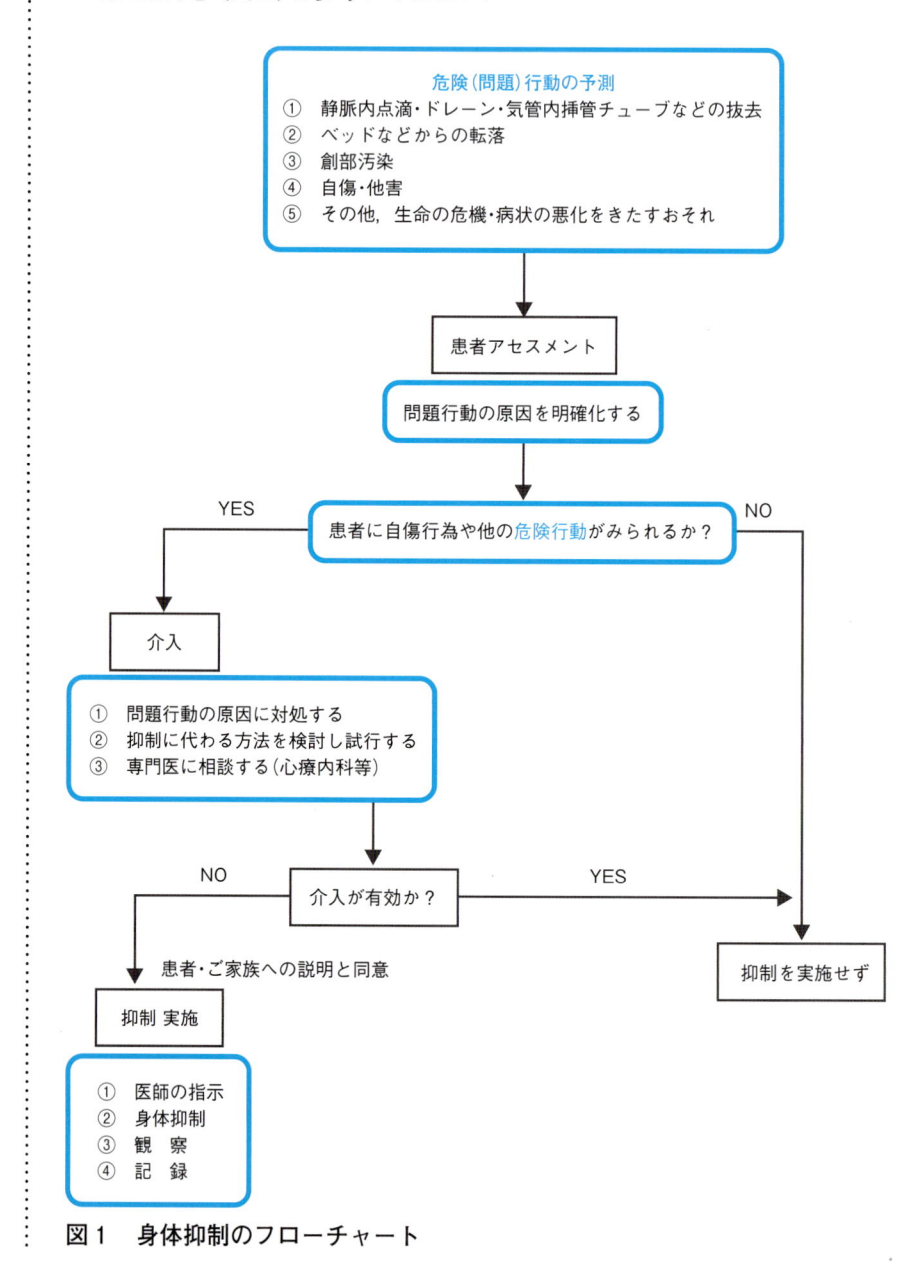

```
危険（問題）行動の予測
① 静脈内点滴・ドレーン・気管内挿管チューブなどの抜去
② ベッドなどからの転落
③ 創部汚染
④ 自傷・他害
⑤ その他，生命の危機・病状の悪化をきたすおそれ
        ↓
   患者アセスメント
   問題行動の原因を明確化する
        ↓
YES ← 患者に自傷行為や他の危険行動がみられるか？ → NO
 ↓                                              ↓
介入                                    抑制を実施せず
① 問題行動の原因に対処する
② 抑制に代わる方法を検討し試行する
③ 専門医に相談する（心療内科等）
        ↓
NO ← 介入が有効か？ → YES
 ↓
患者・ご家族への説明と同意
   抑制 実施
① 医師の指示
② 身体抑制
③ 観 察
④ 記 録
```

図1 身体抑制のフローチャート

ID _____

記入見本例

「手順書」
◆身体抑制が必要と判断された場合には，医療者(医師・看護師)は，患者・家族に「身体抑制に関する説明・同意書」(別紙)を用いて説明し同意を得る．
◆医師は「身体抑制の観察と指示」により身体抑制を指示し，サインする．
◆看護師は身体抑制の指示を受け，実施し，サインする．
◆医師，看護師はベッドサイドで開始後の観察および必要性の検討を日々行い該当欄にサインする．
　なお，身体抑制開始時は，15分程度経過後に状況を観察する．
◆身体抑制の観察と指示用紙は，カルテの指示簿に挟み併行する．
◆身体抑制は緊急やむをえず，最小限で行うものであり，患者のベッドサイドへのラウンド時には，医師とともに，早期解除に向けたケア方法の検討を行う．

(No.　　)

日付	月／日(曜日)　時間	7/31(金)	7/31(金) 15分後	8/1(土)	8/2(日)	8/3(月)	8/4(火) 透析中or心カテ中	8/5(水)	8/6(木)
身体抑制の必要性	神経・精神症状のため転倒・転落の可能性がある	✓	✓			✓	✓		
	チューブ類を抜去する可能性がある	✓	✓			✓	✓	✓	
	その他危険行動の可能性がある	✓	✓			✓			
	代替手段を検討した				✓		✓		✓
抑制の種類	サイドレール(ベッド柵)4点	✓	✓	✓	✓	✓			
	抑制用グローブ(右手，左手)	✓	✓	✓	✓	✓	✓	✓	
	手足抑制帯(部位：　　　　)				✓				
	肩抑制帯	✓	✓	✓					
	胴体安全ベルト	✓	✓	✓					
	車椅子用安全ベルト							✓	✓
	その他(　　　　)								
抑制部位の観察	抑制部位の皮膚に問題がない		(−)	(−)	発赤軽度	(−)	(−)	(−)	(−)
	過度の圧迫がない		(−)	(−)	圧迫軽度	(−)	(−)	(−)	(−)
	その他の抑制に伴う障害がない		(−)	(−)	(−)	(−)	(−)	(−)	(−)
医師の指示		⦿開始	⦿継続・中止	継続・中止	継続・中止	⦿継続・中止	⦿継続・中止	⦿継続・中止	継続・⦿中止
医師サイン		矢野	矢野			矢野	矢野	矢野	矢野
看護師指示受けサイン		杉山	鈴木			青木	青木	青木	清水
看護師実施サイン		杉山	清水	清水	山田	杉山	鈴木	大田	山田

2009年8月　武蔵野赤十字病院

図2　身体抑制の観察と指示

CHAPTER 4 SECTION 3 転倒・転落事故低減の推進

転倒・転落防止対策のシステムアプローチ

Key Point

- ◆事故対策を講じる場面として，①入院時，②患者が行動を起こす前，③患者が行動を起こしたあと，④転倒・転落したあと，の4つの段階について対策を立てる．
- ◆対策①としてアセスメントシート，対策②としてベッド周りの環境整備，対策③として離床センサなどとケアの工夫，対策④として足元マットなどの物的対策がある．
- ◆組織的に転倒・転落事故を低減するため，活動に必要な要素の決定，事故報告書の適用と現状の把握，アセスメントシートの作成，運用（検証），転倒看護計画書などの対策立案ツールの作成，運用（検証）のステップが必要である．
- ◆「活動に必要な要素」の1つとして，転倒・転落事故を扱う専門チームを病院組織内につくる必要がある．
- ◆対策立案ツールは，検証と管理が重要である．
- ◆外来においても転倒・転落事故発生時に看護安全レポートを記載するとともに，転倒・転落アセスメントシートを活用することで，事故の要因・傾向が分析でき，再発防止や予防策立案につなげることができる．

対策の考え方と具体例

- 転倒・転落を防ぐために多くの種類の対策が存在するが，そのなかでランダムに対策をあげていくことは効率が悪いと思われる．よって，患者が事故に至るまでの過程を把握し，対策を講じることができる段階を考え，各段階にて対策を立てていくことにする．
- 事故に至る過程としては，患者がある行動を起こし，その後，転倒・転落し，最終的にけがをするという段階が考えられる．そこで，具体的な対策を講じる部分として4つの段階があると考えた（図1）．

対策①……アセスメントシートの適用

- 病棟に入院している多くの患者のなかから，事故を起こす可能性が高い患者を抽出することを目的としている．

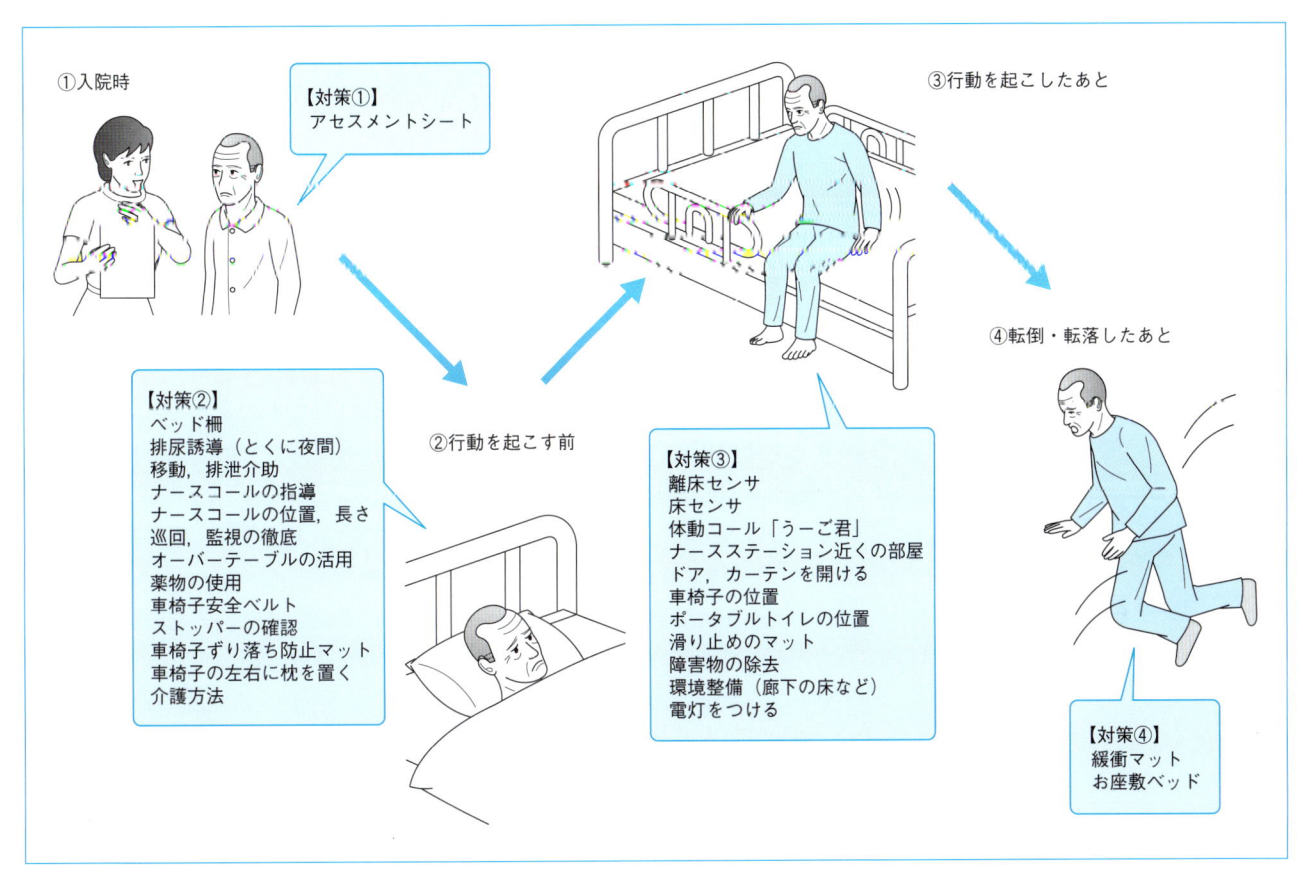

図1　4つの段階による対策

対策②……患者行動に合わせたベッド周りの環境整備
- 患者が行動を起こす要因となる一日の過ごし方(生活習慣,排泄行動パターンなど)を知り,どのようなきっかけで動き出すのかを予測する.
- 入院前と現時点の病状の変化や治療による影響から,患者が行動を起こしたときに危険がないよう環境整備をする.
- 具体的な対策としてはベッドの高さ,ベッドおよび床頭台やオーバーテーブルの配置,サイドレールの選択などがあげられる.
- とくに,高齢者や認知力の低下がみとめられる患者の場合は,入院前の生活様式を知り,入院による生活環境の変化による混乱をできるだけ少なくするための工夫が必要である.
- 原則として患者行動を抑止せずに,患者自身が安全に行動できるベッド周りの環境を整える.
- 患者行動を抑止する対策(サイドレールでベッド周囲を囲む,車椅子ベルトを使用するなど)は抑制の問題と関連するため,組織で統一した対策についての見解,患者・家族への説明,同意書の検討が必要となる.

対策③……患者行動をキャッチする方法(離床センサなど)とケアの工夫
- 患者自身が安全にできる範囲を超えた行動に移行したことを看護師などの

医療者が察知し，事故につながる不安定な行動を介助または防止し，事故を発生させないようにすることを目的としている．これらの対策には，離床センサなどがあげられる．
- 転倒・転落事故は行動から事故発生までが短時間であるため，離床センサを使用する患者の選定や，事故につながる行動に移行するタイミングに合わせたセンサの設置位置などを，アセスメントに基づいて決定することが重要となる．
- 不適切な使用や設置を行った場合，患者が寝返りをうつなど，事故に直結しない行動でもセンサが作動し，看護師によるむだな訪室で，患者行動を抑止するなどの患者の負担となってしまうことにも留意する．
- センサの使用とともに，患者の行動要因に対するケアの工夫を検討し，看護チーム内で情報を共有する．
- チームメンバーが患者情報を共有し，ケアの工夫を検討するカンファレンス（入院時，日々のカンファレンスなど）や，チームメンバーがともに患者のベッドへ行き，患者・家族とともに病床環境整備やケア方法などの対策をその場で決める安全ラウンドをすることが望ましい．
- カンファレンスや安全ラウンドをすることは，新人看護師のKYの能力を高める場となり，また患者・家族と転倒防止策を共有する機会となる．
- 対策②と③は未然防止策，発生防止策といえる．

対策④……転倒による衝撃を緩和する対策（低床ベッド，緩衝マットなど）

- 低床ベッドを使用し，夜間は高さを低くする，場合によってはお座敷ベッドとするなど転落の落差を最小にする．
- 転落することを想定して，ベッドサイドに緩衝マットを敷く．
- 事故が発生しても，患者の影響度を低減させることを目的としている．これは，影響緩和対策であり，波及防止策といえる．

* * *

- なお，ここで示している対策②〜④は，アセスメントシート（対策①）の検討から選択される対策であると位置づけられる．対策②〜④の具体的な効果を**表1**に示す．
- 転倒・転落事故は，事故の特徴から「これのみを実施すれば，必ず事故が防止できる」という対策は存在しない．しかし，対策①から④のすべての対策を新たに実施することは，経済的にも困難である．そこで，対策①から④のうち，「実施できる対策から，できるだけ多く実施する」ことが，さらなる事故件数や影響度の低減につながる．
- 各施設で実施している対策を，このように分類し，整理して，みんなが実施しやすいようにしていくことも必要である．物的対策の商品研究をし，カタログをつくってみるものよい．

表1 対策一覧とその効果

	対策	効果
対策②	サイドレールの位置, 種類	サイドレールの位置, 本数, 種類を検討することで, ベッドから下りる方向を決め, 安定した立ち上がりができることで, 1人で行うことの危険が小さくなる
	ベッドの高さ	ベッドの高さを調整して, 安定した立ち上がりができることで, 1人で行うことの危険が小さくなる
	床頭台の位置	床頭台の位置を調整しよく使うものは手元に置くなどして, 物を取ろうと手を伸ばしずり落ちるのを防ぐ
	排尿誘導(とくに夜間)	患者の排泄を先回りして誘導することで, 1人で排泄する危険が小さくなる
	移動, 排泄介助	排泄, 移動の介助をすることで, 患者が1人で行うことの危険が小さくなる
	ナースコールの指導	移動介助が必要な患者にナースコールの指導をし, 看護師をよぶことで介助ができる
	ナースコールの位置, 長さ	ナースコールを置く位置や長さを検討することで, 患者が使いやすくなるようにする
	巡回・監視の徹底	患者が行動を起こそうとしていないか病室を頻回にまわる
	オーバーベッドテーブルの活用	オーバーベッドテーブルをベッドと固定することで, 手をついたときにずれるのを防ぐ
	ストッパーの確認	ストッパーをすることにより, 車椅子が動かないようにする
	車椅子ずり落ち防止マット	三角形のマットを敷くことにより, 車椅子からのずり落ちを防ぐ
	車椅子の左右に枕を置く	枕を身体の左右に挟むことで, 身体の細い人でもずり落ちを防ぐ
	介護方法	介護中でも患者が事故に至らないよう慎重に介護をする
対策③	離床センサ	患者の背中が離れるとナースコールが鳴る
	床センサ	ベッドの下に床センサをつけ, 患者の足が床についたらナースコールが鳴る
	体動コール「うーご君」	患者の寝衣にクリップ式センサをつけ, はずれたらナースコールが鳴る
	ナースステーション近くの部屋	ナースステーション近くの部屋にすることで, 患者の行動をいち早く察知する
	ドア, カーテンを開ける	ドアやカーテンを開けておくと, 患者の行動に気づきやすい
	車椅子の位置	患者の移動しやすい(または, 目に入らない)場所に置くことで事故を防ぐ
	ポータブルトイレの位置	患者の移動しやすい(または, 目に入らない)場所に置くことで事故を防ぐ
	滑り止めのマット	ベッドから下りてもすべらないようにマットを敷くことで, 事故を防ぐ
	障害物の除去	歩行中につまずかないよう障害物の除去をすることで, 事故を防ぐ
	環境整備(廊下の床など)	床濡れのような歩行の障害になる環境の整備をすることで, 事故を防ぐ
	電灯をつける	夜間に行動を起こしても危なくないように電灯をつける
対策④	緩衝マット	ベッドから転倒してもマットを敷いておくことで, けがの影響度を小さくする
	お座敷ベッド	転倒しても, 段差がないため, けがをしなくてすむ

転倒・転落事故低減の実際

- 具体的な組織活動を推進するにあたって,必要な過程を**表2**に示す.各ステップについて,具体的に述べる.

■ Step 1　活動に必要な要素の決定

チームについて

- 転倒・転落事故を扱うチームを病院組織内につくることが必要である.MRM(**MEMO 1**)委員会などの大きな組織で扱ってもよいが,転倒・転落事故専門のチームを設けることが望ましい.なぜなら,転倒・転落事故は

表2　転倒・転落事故低減の推進過程

Step 1　活動に必要な要素の決定
- 転倒・転落事故を専門的に扱うチームとメンバー，活動目標，定期的なミーティング
- 統計や分析手法などの技術といった要素を具体的に決定する

Step 2　事故報告書の適用と現状の把握
- 事故分析を行い，病院と事故の現状を把握する

Step 3　アセスメントシートの作成，運用（検証）
- 本書で示しているシートを参考に，各病院で作成する

Step 4　対策立案ツールの作成，運用（検証）
- 転倒看護計画書（または対策一覧表）であり，各病院で作成する

表3　転倒・転落事故低減チームのメンバー選定例

常任メンバー
- 看護師：4人…師長など中間管理職1名は参加する．転倒・転落の多い部署
- 医師：リハビリ科，整形外科，精神科，神経内科など2名…転倒・転落に関連する科
- MRM委員会：1名…医療安全の組織より

非常任メンバー
- 上級管理者：本来ならば，常任メンバーとなることが望ましい．対策関連でメーカーに影響力をもつ者
- 薬剤師：アセスメントシート，転倒・転落防止対策で睡眠薬などに関する知識が必要
- その他：情報センター，施設サービス科，転倒・転落防止対策に関する金銭面の管理，監査ができる者

> **MEMO 1**
> MRM：Medical Risk Management　医療安全管理のこと

件数が多く，関連する部署も多岐にわたるため，知識や専門性が必要となるからである．

- 専門チームをもつことで，以下の利点がある．
  - 部門横断的な幅広い知識と専門性を得ることができる
  - チームミーティングを上手に運用することで，スケジュールに沿った活動を進行させ，最終期限や課題の整理，熱意や義務，目的を分かち合うことができる
- 転倒・転落事故の低減には，組織全体での活動が必要であり，このような活動を通じて組織全体に改善の意識を広めることが可能となる．

メンバーについて
- メンバーの中心は，現場での看護師，医師をはじめとする医療者である．これらの中間管理者および現場スタッフだけでなく，MRM委員や経営者といった上級管理者の参加も必要である．これにより，経済的な問題や運用上の問題などが解決され，より活動が推進しやすくなる．
- このように，転倒・転落事故の低減には，横断的なメンバー選定だけではなく，縦断的なメンバー選定も必要である．
- 一方で，幅広い知識は必要であるが，人数があまり多くなってしまうと，意見がまとまらなくなったり，定期的なミーティングを行うことが困難になる．そのような場合には，定期的なミーティングを行う常任メンバーと，必要なときに意見を求めるための非常任メンバーに分類するとよい．
- メンバー選定の1例を**表3**に示す．

活動目標について
- 選定されたメンバーによりチームを運営し，活動を推進していくためには，その活動目標を明確化することが重要である．「○％事故を低減する」という定量的な目標だけではなく，アセスメントシートなどのツール作成や対策の周知徹底といった定性的な目標も必要である．
- また，目標の設定とともに，その有効性や浸透度などを検証する方法も考察しておかねばならない．

統計的手法，分析手法などの技術について
- 事故報告書やアセスメントシートの分析，および有効性検証，アセスメントシートの作成などのために，統計的手法やデータ収集方法などの知識や技術のあるメンバーが必要である．チーム内で研修の場を設けて習得するとよい．
- 定期的なミーティングは，活動を推進し，目的を達成するうえで重要である．最低でも月1回のミーティングをすることが望ましい．

▶ Step 2　事故報告書の適用と現状の把握

- 転倒・転落事故は与薬事故などと事故の形態が異なるため，専用の事故報告書を用いるとよい．転倒・転落事故報告書の例として，当院が使用している「転倒・転落事故報告書フォーマット」をp.14に示してある．

- 管理要因・環境要因とともに，患者が事故を起こした際にもっていた要因をチェックできる報告書であるとよい．これにより，各病院における事故の要因をより詳しく把握することができる．

■ Step 3　アセスメントシートの作成，運用（検証）

- Step 2 の現状把握により患者要因が事故に大きな影響を与えている場合は，危険な患者を特定するためのアセスメントシートを作成する．
- 本書で紹介しているアセスメントシートをそのまま適用せず，現状の把握により抽出された要因を収集し，そのデータを解析することによって項目やスコアを各施設で独自に決定することが望ましい．なぜなら，本書で紹介しているアセスメントシートは急性期病院を対象に作成しているので，介護療養型施設のように特徴が異なるところに，そのまま適用することは適切ではないからである．
- アセスメントシートの使用方法などを記載したマニュアルを同時に作成する．

■ Step 4　対策立案ツールの作成，運用（検証）

- 各病院では，独自のアセスメントに基づいた適切な対策を効率的に立案するため，さまざまな対策立案ツールを作成する必要がある．これは本書に示した転倒看護計画書（p.64参照）や対策一覧表（p.88）を参考にして作成することもできる．
- まずは，各病院で行われている転倒・転落事故防止のためのアセスメントとその対策を精査することである．そのうえで，新たな物的対策やシート類などの対策立案ツール導入の検討を行うことになる．さらに，対策立案ツールの使用方法など記載したマニュアルを同時に作成しておく．

対策立案ツールの検証と管理

- これらのステップにより，転倒・転落事故防止活動に必要な物的対策やシート類などの対策立案ツールを作成することができる．作成された対策立案ツールは，実際の現場へ順次適用していく．
- しかし，転倒・転落事故はその事故の特徴から，物的対策やシート類など，対策立案ツールを活用しても，その効果が顕著に現れるわけではない．適用のみならず，物的対策やシート類について，ハード・ソフトの両面から対策効果を検証・管理しなければならない．
- この管理には，日常管理と特別管理がある．対策立案と検証・管理のくり返しによって，徐々に効果が現れてくるものと心得ねばならない．

日常管理

- 以下の日常管理を定期的に行い，総合的な効果を確認する必要がある．
    - 事故報告書，アセスメントシート，対策立案ツール：報告書などの収集，記入内容のチェック，実施状況のチェック，現場の意見などの収集，検討

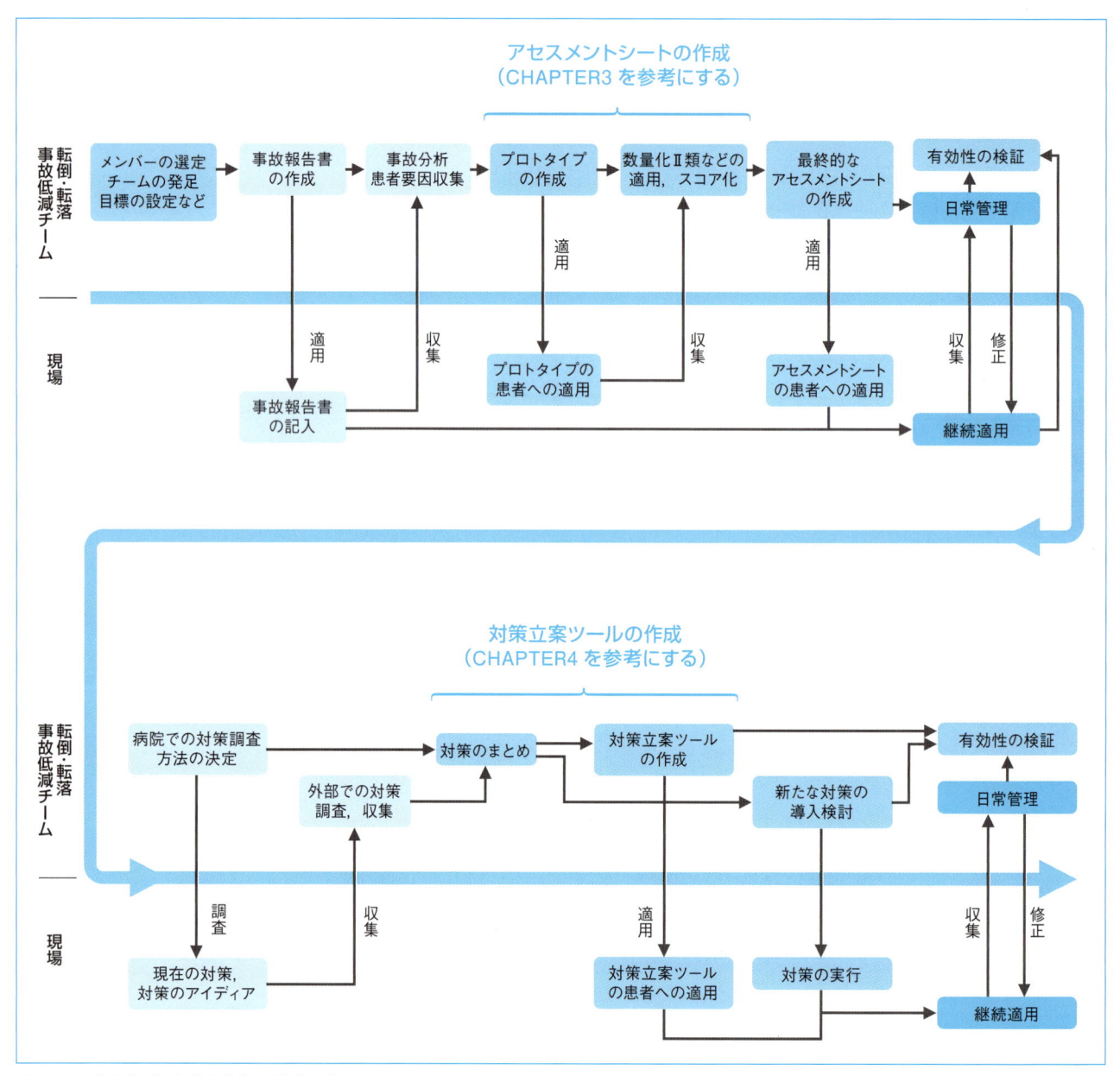

図2 転倒・転落事故低減の推進手順

・対策：実施状況のチェック，現場の意見などの収集・検討，新たな対策の収集・検討．

特別管理
- 特別管理とは，定期的なミーティングとは異なり，現場で重大事故が発生した場合や新たな対策が必要となった場合に行われる．しかし，日常管理のなかで，重大事故への対応や対策導入についてのミーティングがあらかじめ行われていることが好ましい．
- 転倒・転落事故低減の推進手順を図式化して，**図2**に示す．

外来での転倒・転落事故低減の実際

- 外来患者は急性期から慢性期の多岐にわたる疾患で年齢層もさまざまであり，外来患者数にもよるが，患者一人ひとりの転倒・転落の危険性を把握することは困難であることが多い．
- 患者状況を把握する方法の一つとして，外来においても転倒・転落事故発生時に看護安全レポートを記載するとともに，転倒・転落アセスメントシートを活用することで，事故の要因・傾向が分析でき，再発防止や予防策立案につなげることができる．
- 定期的に患者が外来受診する部署では，転倒・転落アセスメントシートを継続的に活用し，評価していくことが病棟同様に転倒・転落事故予防につながる．
- 転倒・転落をした患者の情報を各部署で共有する方法(たとえば患者情報に記載するなど)を検討することも転倒・転落防止につながると考える．
- 外来では事務職員が受付，会計などを担当していることが多い．多職種への「院内環境に関する危険予知トレーニング(KYT)勉強会」などに取り組み，多職種と協働しながら転倒・転落未然防止を検討することも必要になってくる．

外来での転倒・転落場面

- 表4に示したように外来におけるさまざまな場面で転倒・転落事故が発生している．患者の来院時の症状で状況を迅速に把握し対応する．
- 雇用形態，経験年数，経歴など，さまざまな看護師が勤務していることが多く，転倒・転落アセスメントシートの活用や危険予知トレーニング(KYT)の経験は少ない．さらに，転倒・転落の危険防止に対する教育の機会も少ないことが考えられる．
- 以下に外来スタッフ向けの転倒・転落に関する教育例を示す．

目的
- 転倒・転落アセスメントに関する基本的知識の確認

内容
　①「院内での転倒転落予防の取り組み」の紹介
　②「転倒・転落アセスメントシートの記入方法」の説明
　③外来患者の受診場面を設定した「KYT勉強会」の実施

- 外来では多職種が協働しているので，すべての医療者に対する教育場面が必要となる．たとえば雨の日，濡れている床で滑って転倒しないように，職員への濡れた床への整備の注意喚起などである．

表4　外来における転倒・転落事例

受付・待合室・診察室
① 歩行器や杖などの補助具使用患者
　・診察時名前をよばれ立ち上がった際のつまずき
　・杖歩行患者が杖を忘れて取りに行く際の転倒
　・視力障害者用道案内の凹凸に杖が挟まりつまずき
② 階段の段差を踏みはずす
③ エスカレータ使用時の転倒・転落
　・杖使用患者のつまずき
　・在宅酸素使用患者のつまずき
　・防寒のための手袋使用患者が，上昇時に手を滑らし転倒
④ 装具装着中の患者に他患者が接触し転倒
⑤ 診察室での車椅子からの移動時に転倒
⑥ 院内駐車場の段差でのつまずき

処置室
① 下血患者がトイレ歩行をしようとしての転倒
② 診察時スタッフ用のキャスター付きの椅子に座ろうとして転倒
③ 内診後の衣服着衣時の転倒
④ 点滴・注射など薬物使用
　・神経ブロック後の歩行時の転倒
　・利尿薬使用後の転倒
⑤ 電動ベッドの電源コードにひっかかり転倒

検査室
① 負荷心電図
　・階段昇降時の踏み外し
　・トレッドミル時の足のもつれ
② X線撮影
　・車椅子からの移動時の転倒
③ 外来手術
　・手術終了後，術衣からの更衣時の転倒

CHAPTER 5

事例で考える転倒・転落事故と対策

SECTION 1
事例で考える転倒・転落事故
事例1 睡眠薬の影響で転倒，大腿骨頸部骨折
事例2 シャワー浴中に貧血のため転倒
事例3 他職種との情報共有不足による転倒
事例4 トイレ歩行時ベッドサイドで転倒
事例5 外来処置室で立ちくらみのため転倒
SECTION 2
院内での対策の具体例

CHAPTER 5 事例で考える転倒・転落事故と対策

事例 1

睡眠薬の影響で転倒，大腿骨頸部骨折

睡眠薬内服により歩行時のふらつきが強い正常圧水頭症患者．病室入口で転倒して左大腿骨頸部骨折と診断された．

Key Word　離床センサ　転倒・転落アセスメントシート　危険度Ⅱ　病床環境の調整　患者の情報共有　睡眠薬の種類と薬効　左大腿骨頸部骨折　ふらつき　睡眠薬　予測

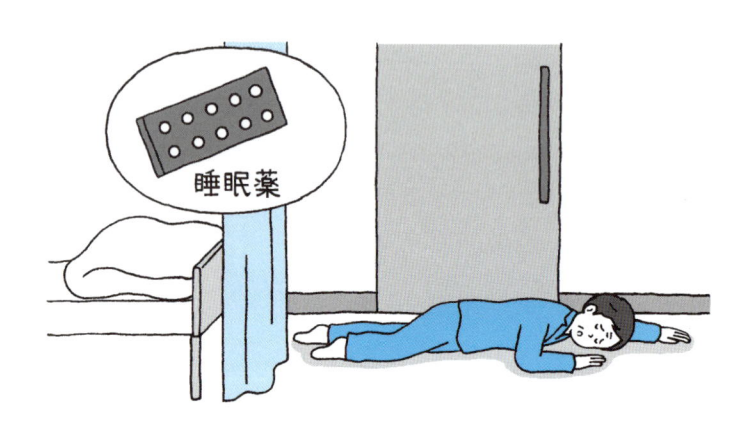

A 事故状況の把握

患者状況

患者要因（内的要因）：どのような患者か
①年齢：75歳
②性別：女性
③疾患名：正常圧水頭症
④診療科：脳外科
⑤既往歴：クモ膜下出血
⑥状態：12月1日入院，12月3日V-Pシャント術予定．歩行障害，認知力の低下があるが，ADLは見守りで自立していた．
⑦内的要因
　1）感覚要因：特記なし
　2）高次要因：最近，物忘れが目立つようになった
　3）運動要因：入院時自立度A，歩きにくさがあり，すり足でゆっくりとした歩行だった

療養環境要因（外的要因）：どんな場所で，どのような場面で転倒・転落したか
　睡眠薬内服の影響で歩行時はふらつきが強かった．離床しようとして転倒，入口の床に左側を下にして横たわっていた．結果，左大腿骨頸部骨折と診断された．

B 事故に至る経過・対応

患者の行動	看護師の対応	ポイント
12月1日 夫が付き添い入院		
●病棟オリエンテーションをうなずきながら聞いている．入院時情報の質問には夫がすべて答えている． ●離床センサで行動をキャッチし，立ち上がろうとしているところに看護師が駆けつけ，声掛けにてトイレへ2回行った．「不眠の訴えがあったため，指示の睡眠薬を内服したこともあり，歩行時はふらつきが強かった」と夜勤看護師からの申し送りがあった．	●患者の認識・活動・特徴の情報収集を行う． ●転倒・転落アセスメントシートを用いて危険度を算出する．危険度Ⅱのため，看護計画の排泄・歩行を立案． ●自宅での転倒歴があり，なんでも自分でやろうとする行動癖があるため，離床センサを使用して行動をキャッチすることにした．ベッドの上がり下りの方向を決め，歩行スペースを広くするためにベッドを壁につけた．ベッドの高さは立ち上がりの安定のために，足底がちょうど床につく高さ（膝関節90°）とした．	疾患に伴う症状・障害の程度に合わせた病床環境の調整を行う．入院前の生活習慣や行動を家族から情報収集し，患者・家族と一緒に環境調整を行うとよい．
12月2日 手術前日		
●夫の面会時間に合わせて手術オリエンテーションを実施した． ●夫が帰宅後，身の回りのものを片づけたり，立ち上がったりと落ち着かない様子がみられた．	●行動は離床センサでキャッチできていたが，落ち着かない様子から夜間の対応が間に合わずに転倒する危険性を予測して，ナースステーション近くの病室へ部屋を移動した．	行動の範囲，速さなどから離床センサの種類やタイミングに合わせた設置方法を検討する．状況に応じて，看護師の目の届く部屋を使用し，見守りできる体制とする．
12月3日 手術当日		
●1：15　ナースコール（センサ）が鳴り，看護師が訪室すると，病室入口の床に左側を下にして横たわっていた．	●立ち上がれないため，看護師2人で支えてベッドへ寝かせ，打撲の有無を確認し，バイタルサインを測定し，医師へ報告した． ●転倒事故発生時は施設内の対応フロー（転倒転落事故頭部打撲時の対応フロー（p.80）を参照）に沿って対応する． ●転倒の要因（内的要因，外的要因）を考え，対策がとられていたかを考える．	夜勤時は少人数の看護職員で対応となるため，転倒転落の危険性が高い患者の情報共有は大事である．情報共有の方法や内容について決めておくとよい．
●同じチームの夜勤看護師から「22：30に患者さんから不眠の訴えがあり，指示の睡眠薬を内服してもらった」との情報があった． ●1：30　「痛い，痛い！」と訴えあり，左下肢が腫脹していた．X線撮影（XP）で左大腿骨頸部骨折と診断された．	●睡眠薬による影響の予測はできていたか．	睡眠薬の種類と薬効についての教育，睡眠薬使用時の対応方法を決める．睡眠パターンが崩れないように日中からのケアを考えるなど，睡眠薬使用に関連した対策を決めておくとよい．

C この事例から学んだこと

- 認知力の低下がある患者の場合，入院前の生活習慣や行動の情報を家族や介護者から得て，患者・家族と一緒に環境を整えることが，転倒・転落防止リスクや防止策を患者・家族と共有することになる．
- 患者行動のタイミングに合わせた離床センサの使用は，看護師が患者のもとへタイムリーに訪室するための補助である．昼と夜の患者行動の違いや看護師の勤務人数などによって，センサが鳴ってから訪室までに要する時間は違ってくる．離床センサの種類や設置方法，病室の配置などを調整したり危険性が高い患者の情報を共有するなど，行動を見守る体制を整える．
- 患者は正常圧水頭症があり，歩行障害や認知力の低下の症状の改善を期待して手術予定となった．その手術当日の深夜に，大腿骨を骨折した．当初の治療目的を果たせず，長期の臥床状態となることで，原疾患の悪化を惹起する事態となってしまった．患者の生活の「質」をよくするという目的が大きく後退してしまうことになり，これからの生活の「質」が変化することに注目しなければならない．
- 転倒を契機として，患者，家族の落胆は大きく，期待感が損なわれ，病院への不信の芽となることもある．転倒を一時の出来事と片づけることは決してできない．看護において予測するということは，一定の長いスパンの先の患者の生活の「質」を見越すことであろう．
- 転倒・転落事故の要因として，睡眠薬の影響は大きい．睡眠薬についての知識に基づき，睡眠薬使用時のケア方法を決めておくとよい．また，不眠の原因に対する対策も転倒・転落防止につながる．
- 手術前日の患者からの不眠の訴えに対して，指示の睡眠薬を内服してもらったということであるが，この場合，不眠と不安の因果についての判断が必要であった．睡眠薬の蓄積がふらつきを増幅させていたと考えられ，患者への観察が必要であった．

障害老人の日常生活自立度（寝たきり度）判定基準

生活自立	ランクJ	何らかの障害などを有するが，日常生活はほぼ自立しており独力で外出する 1．交通機関などを利用して外出する 2．隣近所へなら外出する
準寝たきり	ランクA	屋内での生活は概ね自立しているが，介助なしには外出しない 1．介助により外出し，日中はほとんどベッドから離れて生活する 2．外出の頻度が少なく，日中も寝たり起きたりの生活をしている
寝たきり	ランクB	屋内での生活は何らかの介助を要し，日中もベッド上での生活が主体であるが，坐位を保つ 1．車椅子に移乗し，食事，排泄はベッドから離れて行う 2．介助により車椅子に移乗する
	ランクC	1日中ベッド上で過ごし，排泄，食事，着替えにおいて介助を要する 1．自力で寝返りをうつ 2．自力では寝返りもうたない

（平成3年11月18日　老健第102-2号　厚生省大臣官房老人保健福祉部長通知）

CHAPTER 5 事例で考える転倒・転落事故と対策

事例 2

シャワー浴中に貧血のため転倒

抗がん薬投与後，吐き気，倦怠感のある卵巣がん患者．シャワー浴中，めまいが出現して浴室内で転倒，頭部のほか数箇所を打撲した．

Key Word　卵巣がん　シャワー浴　転倒転落アセスメントシート　全身状態　副作用のスクリーニング　貧血症状　シスプラチン　末梢神経障害　めまい　坐位　CT・XP

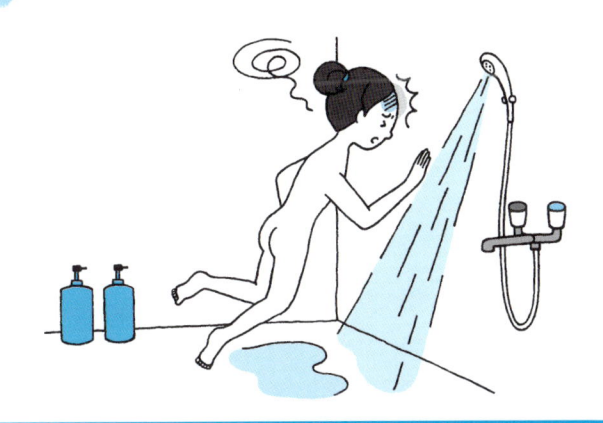

A 事故状況の把握

患者状況

患者要因（内的要因）：どのような患者か

①年齢：32歳
②性別：女性
③疾患名：卵巣がん
④診療科：婦人科
⑤1月15日入院．16日から化学療法（BEP）で連日抗がん薬が投与されており，1月19日くらいより倦怠感・吐き気の症状が著明であった．
⑥内的要因
　1）感覚要因：化学療法を繰り返し行っており，末梢神経障害（しびれ）が軽度出現していた．
　2）高次要因：特記なし
　3）運動要因：自立度J．末梢神経障害の影響による，歩行への影響はみられない．抗がん薬の副作用から，倦怠感が出現し，立ち上がり時ふらつきがみられていた．

療養環境要因（外的要因）：どんな場所で，どのような場面で転倒・転落したか

個室シャワー室で，シャワーの最中にめまいを起こし，前に倒れこむように壁に額をぶつけ，頭部を打撲した．

B 事故に至る経過・対応

患者の行動	看護師の対応	ポイント
1月15日 入院		
●「また，よろしくお願いします」と言いながら，病棟オリエンテーションの説明を聞く．	●患者の認識・活動・特徴の情報収集を行う． ●転倒・転落アセスメントシートを用いて，危険度を算出する．	化学療法を受ける患者は基本的には，全身状態：PS（performance status）がよい．しかし，一見全身状態がよくても，抗がん薬の副作用による手足のしびれ，循環障害が発生している場合がある．
1月16日～20日 入院2日目～6日目		
●抗がん薬の投与（BEP：ブレオマイシン・エトポシド・シスプラチン）を行う． ●投与開始後より，吐き気，倦怠感が出現していた． ●抗がん薬投与中は，安静にしていることが多かった．	●抗がん薬投与中の患者のアセスメントは，副作用のスクリーニングが重要となる．また，繰り返し治療を行っている場合，薬の蓄積や骨髄抑制による貧血症状を生じることもあるため，投与中から検査データと症状を観察する．	抗がん薬使用によってADLに影響をうける副作用として神経障害があげられる．神経障害には，①中枢神経系，②末梢神経系，③自律神経系障害に加えて，④味覚，嗅覚，視覚などの感覚器の障害が含まれるといわれる[1]．今回の治療に使用しているシスプラチンは，投与量にもよるが神経障害が起こるといわれており，下肢やつま先のしびれ感など感覚性の末梢神経障害やめまいなども生じる．投与経験などにより蓄積の度合いも相違するため，ADLに影響がないかを観察・評価しておくことが重要となる．
1月22日 入院7日目		
●午前8：30，シャワー浴を本人の希望により単独で行っていた． ●シャワー中に貧血症状が出現し，浴室内で転倒し，頭部のほか数箇所打撲した．ナースコールがあり，シャワー室へ訪室すると患者が床に座り込んでいた．ご本人より，シャワー中，めまいが出現し前に倒れかかるように壁に額をぶつけたとのこと．	●通常，ADLの自立している患者は，自分自身で清潔に関することは自己管理しているためシャワー浴なども個人の希望で行っていた． ●副作用の状態で見守りが必要かの判断が必要だが行っていなかった． ●転倒事故で頭部打撲をした症例のため，院内の転倒フローに沿って対応する． ●医師に報告後，CT・XPの撮影を行い異常のないことを確認．家族・ご本人へ報告する．	安静にしていることが多いなか，午前中シャワー浴を行い，迷走神経反射によるめまいが生じたとも考えられる．安静時間が長くなっている患者に対しては，危険性を説明し坐位でシャワー浴をすることなどを勧める．

1）名島悠峰：神経障害のケア Expert Nurse，22(14) 11月号臨時増刊号，2006．

C この事例から学んだこと

- 年齢・ADLの情報から，シャワー浴を単独で行っても問題ない症例であるが，化学療法を受けている場合，潜在・顕在した症状が出現している場合があり，その症状を看護師が見落としがちであったことをこの症例から学んだ．
- 転倒リスクは，高齢者で身体の運動機能低下があることに留意する方向にある．しかし，ADLは自立と判断されていても，このように若い患者も転倒の大きなリスクをかかえていることに着目する必要がある．身体状況の変化への対応が大切である．
- 浴室での転倒は誰にとっても危険である．水で滑りやすいということに加えて，床や壁面も硬い材質である．浴室では立ったりしゃがんだり，頭を上げたり下げたりと，ふだんなら何でもない動作が，このような患者に大きな疲労をもたらす．
- 化学療法開始後1週間目で全身的な倦怠感も強くなってきた段階でのシャワー浴であり，シャワーでさっぱりして気分を変えたいという患者の心情を大切にするなら，見守り介助に就くという看護の選択こそが求められてもいいのではないだろうか．
- 抗がん薬の副作用を幅広くスクリーニングし，患者の病状のアセスメントを行い，セルフケア教育を行っていく必要がある．

CHAPTER 5 事例で考える転倒・転落事故と対策

事例 3

他職種との情報共有不足による転倒

パーキンソン病既往のある誤嚥性肺炎患者．一日の生活をとおした対策を立て，活動量を増やして夜間の転倒・転落防止につなげる．

Key Word 誤嚥性肺炎　転倒・転落アセスメントシート　危険度Ⅲ
安全ラウンド　ADLの改善　チーム　見守る体制
手引き歩行　病床環境を調整　スイングアーム介助バー

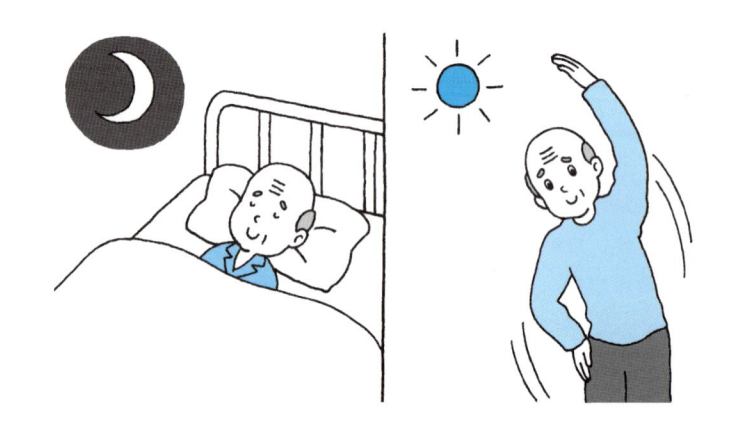

A 事故状況の把握

患者状況

患者要因（内的要因）：どのような患者か
①年齢：82歳
②性別：男性
③疾患名：誤嚥性肺炎
④診療科：神経内科
⑤既往歴：パーキンソン病
⑥状態：9月5日ころから元気がなくなり，食事量が減り，薬が飲めなくなった．
　9月7日朝から発熱あり，家族が声をかけると反応が鈍く動くことができなくなっていたため，救急車を要請．救急外来で診察を受け，誤嚥性肺炎と診断され入院となった．
⑦内的要因
　1）感覚要因：特記なし
　2）高次要因：幻覚・妄想があり，認知症を有している
　3）運動要因：入院時自立度Cであるが数日前までの自立度はB．数日前まで動作は緩慢であるが，前傾姿勢，小刻み歩行で，室内は介助またはつかまり歩行をしていた．

B 事故に至る経過・対応

患者の行動	看護師の対応	ポイント
9月7日 長女が付き添い入院 ● 体温38.7℃，開眼しているが発語はない．体動なし．痰がからんでいるが自己喀出困難．禁食，点滴治療を開始した． ●「3日前までは，室内はつかまり歩行でトイレまで歩いていた．週3回デイケアを利用していた．2日前から元気がなかった．食事はすこし食べていたがむせていて，薬の飲み込みもたいへんだった．今朝から発熱，動けなくなった」との情報を長女から得た．	● 転倒・転落アセスメントシートを用いて，危険度を算出．危険度Ⅲのため，看護計画の床上・排泄を立案． ● 入院時カンファレンスを実施し，安全ラウンドを行い病床環境を整えた． ● 自分で起き上がる様子はなく，点滴ルートを触る様子もないが，3日前まで自分で動けていたことから，症状の回復とともに活動性が高くなることが予測される．今後，活動性を評価しながら対策の変更が必要である． ● 発熱と，パーキンソン病治療薬が内服できていない状況から，体動はなく，入院時点での転倒・転落の危険性は低いと判断．しかし，状態の改善とともに転倒・転落の可能性が高くなると考えられるため，センサをすぐに設置できるようにベッドサイドに準備した．体動がないことから，褥瘡予防を優先して体圧分散マットレスを使用し，吸引や体位変換などの看護行為がしやすい病床環境とした．	疾患に伴う症状・障害の程度に合わせた病床環境の調整を行う．治療と療養の両面から環境を検討し，病状に合った環境調整をする．チームで状態の把握，問題点の共有，ケア方法の統一のためにカンファレンスや安全ラウンドを行うとよい．
9月10日 入院3日目 ● 体温37.2℃ 解熱傾向である．自分で動く様子はない． ● 胃チューブ挿入となり，経管栄養と内服薬投与（パーキンソン病治療薬）が開始された．	● パーキンソン病治療薬の再開により，活動性が高まり転倒・転落のリスクが増すと予測できる．	患者の行動，動作の変化がみられたときには，その時点で状態に合った対策がとれるようにしておく．
9月13日 入院6日目 ● 微熱が持続しているが，ベッドから起き上がろうとする動作，胃チューブを触る行為がみられる． ● 介助での起き上がりができるようになった．車椅子へ移乗し，2時間程度乗車できる． ● 肺炎所見の改善あり，ADLの改善がみられていることから経口での食事（訓練食）開始となった．	● 起き上がり動作がみられ，転落の危険性がある．離床センサを使用し，起き上がり時には看護師が駆けつける．転落した場合の衝撃緩和のために，ベッドの高さを低床にし，夜間は緩衝マットをベッド脇に設置した． ● ADLが改善してきている時期であり，車椅子で過ごす時間ができたことから，転倒・転落のリスクが高い．看護計画の車椅子を立案．センサは「うーご君」へ変更し，車椅子乗車時はナースステーションで過ごしてもらうことにした．	転倒・転落のリスクが高い患者の状態・対策は勤務者間で情報共有するしくみが必要（表示，ミーティングでの共有など）． ADLの改善に伴い，転倒・転落のリスクは高まる．動作，過ごし方に合わせたセンサの選択，見守り体制が必要．担当者1人でかかわるのではなく，チーム全員が協力して見守る体制をとるとよい．
9月21日 入院14日目 ● ベッドからの起き上がりは介助を要するが，スムーズになってきている．調子がよいときは手引き歩行が可能であり，日中の担当看護師が室内歩行訓練を行うことになった．	● 手引き歩行ができるが足取りは不安定であり，看護計画の歩行を立案．1人で行動してしまう可能性もある．カンファレンスで話し合い，安全ラウンドを実施し，病床環境を調整した．振り向いて転倒しないようにベッドの配置を検討．歩き出しを補助するため，サイドレールは「スイングアーム介助バー」へ変更した．坐位が安定するようにベッドのマットレスは体圧分散マットレスをやめる．夜間の睡眠につながるように日中の活動量を増やすケアを取り入れる．歩行状態から看護師の歩行時付き添い方法を具体的に決めて統一する．	生活面から環境やケア方法を具体的に考える．日中と夜間でベッドの高さやサイドレールの種類を変更する，日中の活動量が夜間の転倒・転落防止につながるなど，1日の生活をとおした対策を立てる．

患者の行動	看護師の対応	ポイント
9月22日入院15日目		
●車椅子搬送で胸部X線を撮りに行く ●X線室で放射線技師が目を離したときに転倒し頭部を打撲する	●車椅子搬送をした看護師が患者情報を技師に伝達していなかった	●他職種へ，どこまで自立して歩行できるかなどの情報を伝えることが必要

C この事例から学んだこと

- 現時点の状態だけでなく，予測性をもった対応が必要である．とくに病状の回復によって活動範囲が広がるときに転倒・転落事故が起こりやすい．治療の経過と状態の変化に合わせた環境を整え，ケア方法を工夫することが必要である．
- 病状の変化に対してタイムリーに対応するためには，医療チーム内で情報を共有し，その患者にかかわる医療者全員が，いつでも協力し合う体制を整えることが必要である．医師，看護師が一緒にカンファレンスを行うことは，医療的な視点をもって生活環境を考えることにつながり，病状の変化に合わせた対応がスムーズとなる．
- この事例は当患者に細かな看護計画を立てて実践し，患者の病状も順調に回復してきていた．しかし，残念ながら病棟外に行き，X線室で看護師と離れた際に転倒が発生してしまった．
- 病棟外で検査・治療を行う際に，患者動作の必要情報を適格に他の医療スタッフに伝えることは看護師の責任でもある．

CHAPTER 5 事例で考える転倒・転落事故と対策

事例 4 トイレ歩行時ベッドサイドで転倒

向精神薬による睡眠パターンの崩れで見当識障害がある上行結腸がん患者．個室内のトイレに行こうとしてベッドサイドで転倒し，手根骨を骨折．

Key Word 上行結腸がん　転倒・転落アセスメントシート　付き添い歩行　排尿パターン　環境調整　見当識障害　サーカディアンリズム　せん妄　夕暮れ症候群

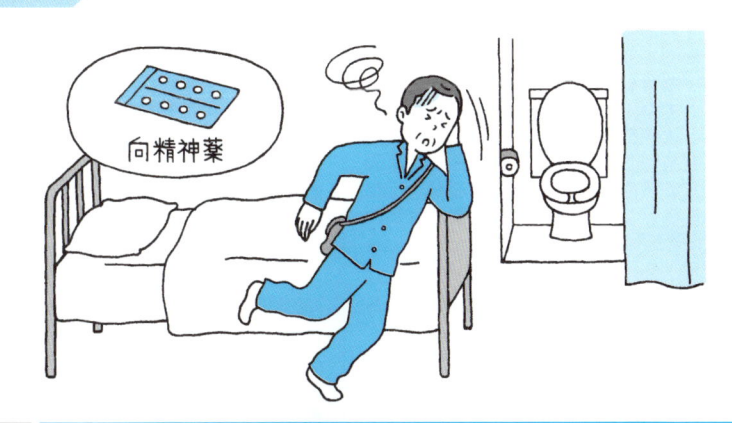

A 事故状況の把握

患者状況

患者要因（内的要因）：どのような患者か

①年齢：70歳
②性別：男性
③疾患名：上行結腸がん
④診療科：外科
⑤状態：10月1日入院，10月2日全身麻酔下で右半結腸切除を行った．認知症はなく，ADLは自立していた．鎮痛のため，硬膜外カテーテルは留置されていた．
⑥内的要因
　1．感覚要因：特記なし
　2．高次要因：特記なし
　3．運動要因：入院時，自立度はJ．術後は翌日より歩行練習を行い，付き添いにて歩行はできていた．立ち上がり時，ふらつきがみられるときもあった．

療養環境要因（外的要因）：どんな場所で，どのような場面で転倒・転落したか

個室内のトイレに行く途中，ベッドサイドに近い場所で転倒して左手をつき，手根骨を骨折した．とくに障害物はなく，トイレと部屋内のしきりはカーテンのみ．

B 事故に至る経過・対応

患者の行動	看護師の対応	ポイント
10月1日 入院		
●「よろしくお願いします」と言いながら，病棟オリエンテーションの説明を聞く．	●患者の認識・活動・特徴の情報収集を行う．転倒・転落アセスメントシートを用いて，危険度を算出する．	転倒・転落アセスメントシートを用いて患者の状態を把握し，危険度Ⅱ以上で看護計画を立案する．高齢者の場合は，入院時危険度がⅠであっても事故の可能性があるので，患者の状況に合わせた内容で入院時オリエンテーションを行い，家族へも危険度を説明する．
10月4日 術後1日目（1POD）		
●離床を開始 ●持続点滴，腹部にはドレーン挿入中 ●午前中は，看護師同行のもと歩行練習を行う．	●離床を開始するときに，起立性低血圧を起こし転倒する可能性が高い．とくに高血圧や術後循環動態が不安定であった場合に起こしやすい．離床時は，付き添い歩行を行い，症状観察を行う．また，ドレーン類や点滴を施行している場合は，それが原因で転倒する可能性がある．それらが，行動に影響を与えないような環境調整が重要となってくる．	ドレーン類が原因で転倒する可能性がある．それらが行動に影響を与えないよう環境調整を行う（例：ドレーンが絡まないように工夫する）． 点滴スタンドの"高さ調節のツマミ"と"持ち手の穴"の方向が同じ 綿テープは，"持ち手の穴を通して"引っ掛ける
●尿道カテーテルを抜去し室内トイレまで歩行する．	●カテーテルを抜去したあと，どのように排泄するか，患者の術前の排尿パターン（頻尿）を考慮して環境を整える．	患者の術前の排尿パターンを把握しておく．
10月5日 術後2日目（2POD）		
●前日の夜，眠れず過ごしたとのことで，午前中入眠している．	●危険度Ⅱのため，排泄・歩行の看護計画を立案する．また，危険度Ⅱであること，昨晩不眠や見当識障害が出現していることから離床センサを設置する．	離床センサを使用し，患者の行動が早期にキャッチできるようにする．
●昼食後より，見当識障害があるが家族が来院するといつもと変わらない様子だった．	●離床センサで行動をキャッチする．立ち上がり動作の評価を行い，筋力低下があり，立ち上がりに問題がある場合は，離床センサに変更するか，「うーご君」に変更し，早期に行動がキャッチできるようにする．また，日中は，立ち上がりやすいベッドの高さへの調整を行うが，夜間は転落のおそれもあるため，ベッドの高さは低く設定し，看護師の介助で立ち上がりを行うようにする．	転倒予防に対する認識がもてない場合，環境調整を行い予防する．

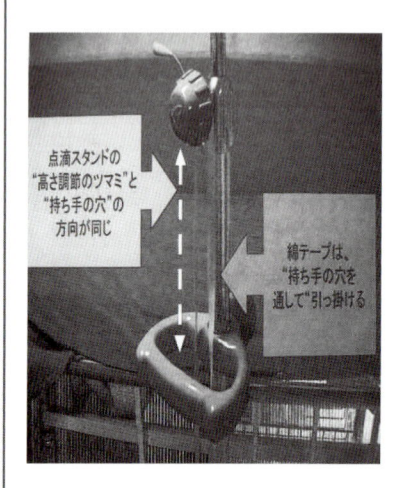

患者の行動	看護師の対応	ポイント
10月6日 術後3日目（3POD）		
●夜間より排泄は尿失禁であった． ●セレネースの影響か，午前中は入眠している． ●昼食後より覚醒し，家族と面談し談笑している． ●17：00ころより落ち着きがなくなる． ●トイレに行こうとしたところで転倒する． ●18：25 ベッドサイドで転倒しているところを発見され，左手の痛みを訴えた．XPで手根骨の骨折が判明した．	●高齢になるほど排泄が不良になり，向精神薬の薬効が残りやすいことやサーカディアンリズムの乱れによって，睡眠パターンが崩れる．日中の覚醒を促していく． ●せん妄の患者は，夕暮れ症候群となりやすく，夜間にかけて行動が落ち着かなくなる傾向がある． ●転倒の内的要因としては，せん妄により意識混濁による判断力の低下や高血圧が既往にあると，循環動態の変調，筋力の低下が考えられる． ●外的要因としては，環境要因としてスリッパが滑りやすかった，ベッドが低すぎて立ち上がりが容易に行えなかった，などが考えられる．	入院時に述べた＜ポイント＞で，介入が行えていたかを確認する．

C この事例から学んだこと

- せん妄が発生している場合，意識の混濁が生じ，行動が過活動・低活動になるため発症している症状に合わせた予防対策を考えなければならない．
- せん妄状態の改善に向けて，日中の覚醒を促し生活リズムを整え，場合によっては薬物による治療も必要になるため，せん妄状態や睡眠状態のスクリーニングを行っていく．
- 手術後のケアとして，せん妄状態に留意することはとくに重要である．転倒によって体内に留置されたドレーンや点滴のチューブが抜けたり，あるいは逆に，これらのチューブに絡まったり引っ張られて転倒するということもあり，手術後特有の転倒のパターンがある．
- 看護師にとっては，日常的に見慣れた風景であっても，手術患者には人生初めての出来事や状況であったりする．痛みや不安や環境の変化からもたらされる術後せん妄状態や，手術後の臥床からの起立や歩行といった，周術期ケアのあり方と一体となった転倒防止をはかっていくことが重要となる．術後は手術創部をかばう不安定な歩き方になりやすい．
- 鎮静・鎮痛目的で使用した薬物の副作用（事例ではセレネース）についても考慮していく．
- 認識力の低下がある場合は，環境調整を行い，転倒予防と緩和をはかっていく．術後環境を整えるうえでのベッドの高さや，トイレ歩行の道順（体動はトイレ歩行がほとんど）への気くばりは欠かせない．

CHAPTER 5 事例で考える転倒・転落事故と対策

事例 5

外来処置室で立ちくらみのため転倒

下血のため外来受診した消化管出血の患者．採血・点滴後，トイレへ行こうとして，立ちくらみが起こり尻もちをついた．

Key Word 消化管出血　外来処置室　ナースコール　下血　トイレ歩行時　貧血　付き添い歩行　対応フロー

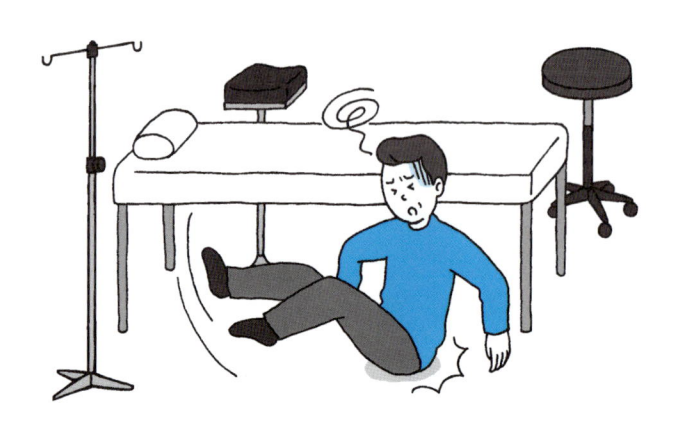

A 事故状況の把握

患者状況

患者要因(内的要因)：どのような患者か
① 年齢：56歳
② 性別：男性
③ 疾患名：消化管出血
④ 既往歴：なし
⑤ 診療科：外来処置室
⑥ 状態：11月1日早朝，自宅で下血があったため近医受診．近医では，すぐに当院へ受診するように言われた．ふらつきはなく，今朝1回の下血であったため，紹介状を持参し来院
⑦ 内的要因
　1）感覚要因：特記なし
　2）高次要因：特記なし
　3）運動要因：ふらつきはみられない．

療養環境要因(外的要因)：どんな場所で，どのような場面で転倒・転落したか
　外来処置室にて採血・点滴後，ベッドから起き上がり，トイレへ行こうとすると，立ちくらみがして尻もちをついてしまった

B 事故に至る経過・対応

患者の行動	看護師の対応	ポイント
11月1日 11：00 出勤途中に近医を受診したので，1人で来院		
●医師の診察まで外来処置室ベッドで，横になって待つことになる． ●家族への連絡は済んでおり，直接外科外来に妻が来院する予定になっている．	●バイタルサインをとり，来院までの経過を情報収集する．	医師の診察前であり，下血の原因や貧血の程度が不明である．下血の程度を確認し，トイレ歩行時はナースコールで看護師をよぶように説明する．
11月11日 11：20		
●医師から点滴・採血の指示． ●外来処置室にて看護師が採血・点滴を実施．点滴をするのは，初めてであり，いままで入院の経験もない．	●点滴開始後，再度移動時はナースコールで看護師をよぶように伝える．	外来での処置は，患者にとって初めてのことが多いので，診察がどのように進行するかを説明する．
11月11日 12：00		
●処置室で物音がしたので看護師が行ってみると，床に座っていた． ●本人から「トイレへ行こうとしたら，立ちくらみがして尻もちをついてしまった」とのことであった． ●ベッドへ寝かせ打撲の有無を確認し，バイタルサインを測定し，医師へ報告した．	●転倒事故発生時は施設内の対応フロー（転倒・転落事故頭部打撲時の対応フロー[p.80]を参照）に沿って対応する．	外来では，急激な状態変化を患者自身が自覚していないことがある． 出血による貧血で立ちくらみ，ふらつきが出現する可能性について，患者・家族へも説明し，付き添い歩行の必要性を理解してもらう． 外来では患者状態により，転倒の要因（内的要因，外的要因）を迅速に考え対策をとる．

C この事例から学んだこと

- 外来患者は，付添いがいない場合，困ることがあればナースをよぶか，自分1人で行動するしかない．医療者が忙しくしているので，声をかけづらくつい自分で動いてしまいがちである．尻もち程度ですめばいいが，ベッドからの転倒で，頭部外傷ともなれば危険である．
- ベッドで休んでいる患者に"ナースコールでよんでください"などと，行動の指示のみを行いがちである．行動説明だけでなく，言葉を添えての理由説明が必要である．初めての来院で不安がいっぱいの外来だからこそ，転倒アセスメントへのセンスを磨く必要があり，患者行動のうえにたって設備，構造，備品（ベッドや椅子など）への対策が必要となろう．
- 外来では，医師の診察前に看護師が患者対応をすることが多いため，患者の来院時の症状で，状況を迅速に把握し対応する必要がある．また，患者自身も状態の急速な変化に適応できていないことがあるので，年齢にかかわらず患者・家族へ転倒・転落の危険性を説明し協力してもらう．
- スタッフ間では，患者情報をできるかぎり共有し危険防止をするとともに，ミーティングなどで類似事例を共有していくとよい．

CHAPTER 5 事例で考える転倒・転落事故と対策

SECTION 2 院内での対策の具体例

Key Point

- ◆ベッド柵，離床センサなどの用具は補助ツールであり，危険防止策ではないが，病床環境調整が事故や大きな障害につながる事故を低減できる．
- ◆用具の機能や限界をきちんととらえて，ベッド周りの環境調整と看護援助のツールとして活用していきたい．
- ◆ベッド周りの事故は，ベッドの配置やサイドレールの適切な設置などの環境整備により，事故防止対策が比較的容易である．
- ◆転倒・転落事故防止に有効な離床センサは，さまざまなタイプのものが市販されているが，患者のADLに合わせて適切なものを選ぶようにする．
- ◆物的対策とともに患者の入院生活全体をとらえてケアを工夫することが，転倒防止につながる．
- ◆転倒・転落事故が起きてしまった場合，患者の受傷緩和策，トイレ関連事故の予防策，また事故後の対応方法を院内で決めておくことが望ましい．
- ◆入院時カンファレンスや安全ラウンドによる環境調整で，転倒危険度の高い患者情報を共有する．

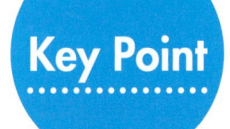

物的対策を組み込んだ病床環境調整について

- ●患者が安全に安心して入院生活をおくることのできる環境には，物的対策だけではなく，ケアの工夫も含まれる．
- ●サイドレールや離床センサなどの物的対策は補助ツールであり，危険防止策ではない．物品導入が転倒・転落防止対策でないことも心しておきたい．
- ●しかし，患者が入院生活の大半を過ごすベッド周りの環境を調整することで，事故件数や大きな障害につながる事故を低減できることは，武蔵野赤十字病院で実証済みである．
- ●用具の機能や限界をきちんととらえて，患者の病状に合ったベッド周りの環境調整と看護援助の補助ツールとして活用したい．

ベッド周りに関連した対策の実際

- ベッド周りの転倒・転落事故が最も多い．ベッド周りの事故は，ベッドの配置やサイドレールの適切な設置などの環境調整により，事故防止がはかられる．ここでは，ベッド周りの環境調整による転倒・転落事故防止対策例を示す．
- ベッド周りの環境調整は，患者自身が安全に行動できることをポイントとする．病状に合わせた物的対策とともに，物的対策を看護援助（ケアの工夫）につなげて考え，活用する．

ベッドの配置とサイドレール

- 麻痺や視力などの障害による左右差や利き手（支持側）により上がり下りの方向を決め，ベッドの向きを変えて，一定の方向から上がり下りするよう配置する．
- ADLに合わせたマットレスの固さを決める（褥瘡予防の体圧分散マットレスは滑りやすい素材が多く，座ったときに腰が沈み込み立ち上がりにくい）．
- 防水シーツは滑りやすい素材であるため，失禁が多い患者以外には使用しない．
- ベッドの高さを調整する．患者が自分で立ち上がれる場合は，足底がちょうど床につく高さに調整して，立ち上がり時のふらつきを防止し，安定した立ち上がりができるようにする．
- 立ち上がりから歩行時に転倒の危険性が高い場合には，低床ベッドを利用してベッドを低くし，立ち上がりにくい状態とし，患者が立ち上がるまでの時間に看護師が訪室できるように工夫する．
- サイドレールはマットレスの厚さを考慮して，柵の高いものに変更する（**図1**）．
- また，サイドレールとサイドレールの間に首や足などが挟まるので，必ず補助バーを装着し，予防する（**図2**）．
- さらにサイドレールを自分ではずしたり，つかまったときにぐらついたりしないよう，しっかり固定する．オーバーベッドテーブルも手をついたときに動かないようにベルトで固定するとよい（**図3**）．
- ベッドでの過ごし方に合った床頭台の配置，物品の置き場所を決め，物を取ろうとして転倒することを防止する．
- 履物がベッドの下に入り込まないよう，足を下ろした位置に置くようにする（床にマーキングすると統一できる）．
- コード類の配置，ベッドから洗面台やトイレまでの移動方法や距離，動線上に滑るものやひっかかるものはないかなど，全体を確認する．

介助のためのバー

- 自力で動けるが介助を必要とする患者は，介助のためのバーが有効である．

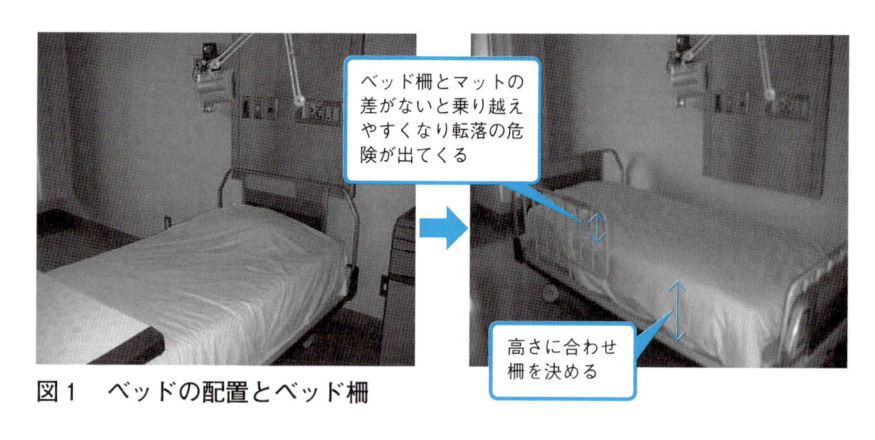

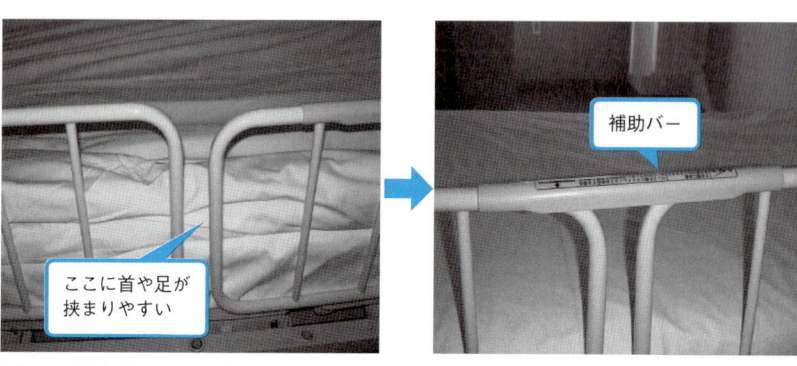

図1　ベッドの配置とベッド柵

- ベッド柵とマットの差がないと乗り越えやすくなり転落の危険が出てくる
- 高さに合わせ柵を決める

図2　柵と柵の間に使う補助バー

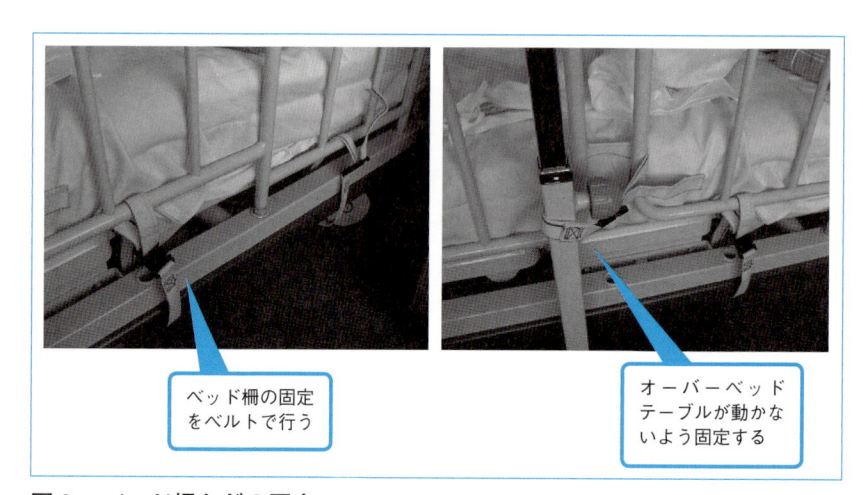

- ここに首や足が挟まりやすい
- 補助バー

図3　ベッド柵などの固定

- ベッド柵の固定をベルトで行う
- オーバーベッドテーブルが動かないよう固定する

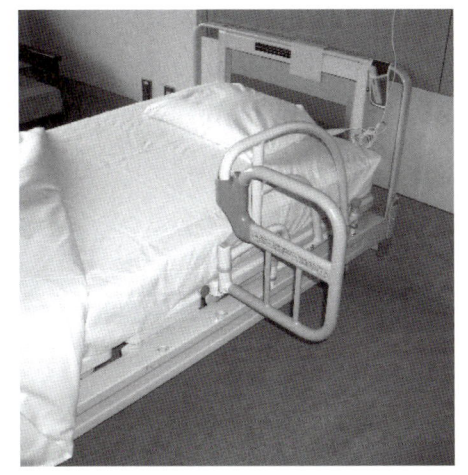

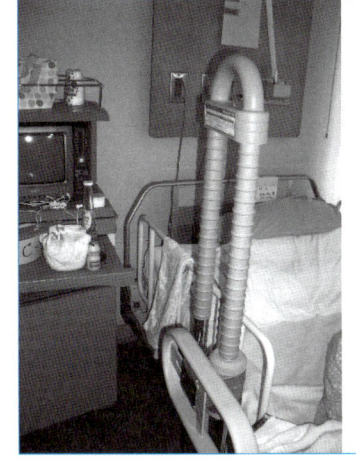

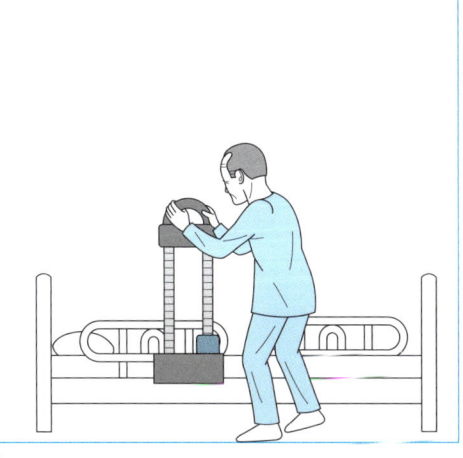

図4　スイングアーム介助バー　　図5　「立てるんバー」（商品名）

- 図4はスイングアーム介助バーで，患者自身の動作補助（立ち上がりなど）には有益であるが，患者の認識状況をきちんとアセスメントして使用する必要がある．スイングアーム介助バーは，使用時以外は転落防止のために閉じておき，移動時のみ開いて使用する．
- リハビリテーションを開始した患者が，ベッドから立位になるのを補助するバー（商品名：立てるんバー）も，状況によっては活用できる（図5）．ベッドに固定し，握るところがゴム製のため滑りにくく，しっかり把持できる．
- 立てるんバーはベッドに固定するためしっかりしているが，ベッドの上がり下りのときじゃまになることがある．また設置に関しては，ベッドと床を固定するため，設置後はベッド自体を動かすことができなくなる．ベッドサイドに車椅子が入るスペースを確保するなど，ベッドの配置位置を決めてから設置する．

離床センサなど

- 離床センサとは，患者がベッドや車椅子から立ち上がったり，起き上がったりした際にナースコールやアラーム音で看護師や家族に知らせる装置である．転倒・転落事故防止には非常に有効である．
- さまざまなタイプの離床センサが市販されているが，患者のADLに合わせて適切なものを選ぶようにする．
- 離床センサを選択するポイントは，患者自身が安全にできる行動範囲を超えて事故につながる行動に移行する前に，看護師が訪室できるように知らせるセンサを選択することである．
- 患者の行動をよく観察し，どこまで患者自身が安全に行動でき，転倒・転落につながる不安定な行動はどこからかを知り，不安定な行動を介助または防止できるタイミングが適切である．日中と夜間でセンサを変えるなどの工夫も，ときには必要である．

> **MEMO 1**
> コードレスセンサ：離床センサなどの動作を，無線で知らせるセンサ．床上センサのほかにタッチセンサや床センサもある．コードレスセンサには以下のような利点がある．
> ・コードがないので設置が簡単
> ・コードで足を引っかける心配がない
> ・断線故障の心配がない
> ・出入り口など，ベッドから離れた場所にも設置が可能
> （テクノスジャパン資料より）

▶ 床上センサ

- ベッド上で過ごすことが多く体動が少ないが，転落の可能性がある場合に利用するセンサである．
- マットレスの上に敷いて使用する．患者が起き上がり，上半身が離れたことをセンサが感知し，患者の体動を先回りしてキャッチすることができる（マットレスの下に敷くタイプのものもある）（図6）．
- センサに連動したナースコールが鳴った時点で患者のもとへ行き，「何かご用がありますか」などと声かけをし，転倒・転落事故を未然に防止することができる．
- 約2mmと薄型なので患者に違和感を与えない．安静度・危険度の高い患者に向いている．
- コードレスタイプ（MEMO1）のものもあり，転倒の原因となるベッド周囲のコードの数を減らしたり，なくしたりすることができる．

▶ クリップ式センサ

- 患者が起き上がろうとして，寝衣につけたクリップ付きのひもが機器からはずれたことをセンサが感知し，ナースコールが鳴る（図7）．
- 危険度が高く，認識力の低下がみられる患者に適している．ひもの長さを調整できるため，患者の体格や起き上がる角度でひもがはずれるタイミングを調整することができる．しかし，ベッド上で寝返りや体動が激しいとクリップがはずれやすいため不向きである．また，患者自身がはずしてしまうことがあるため，寝衣の装着場所には注意する．

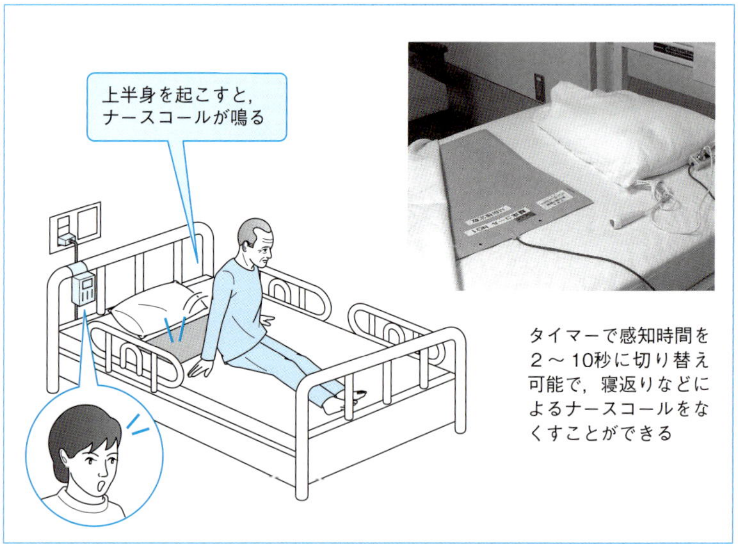

図6　床上センサ（商品名：しんらい，おき太君，離床コール）

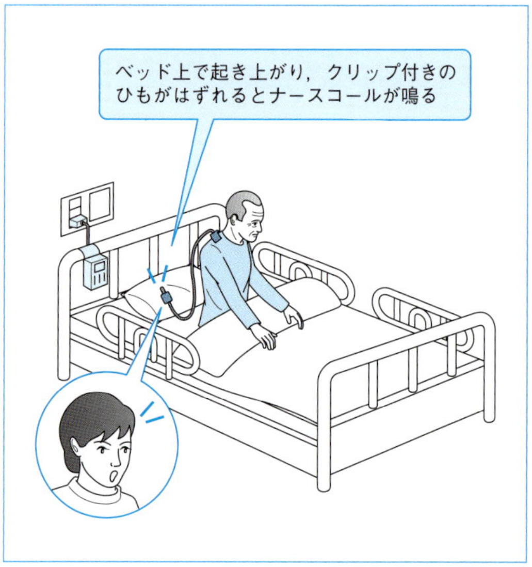

図7　クリップ式センサ（商品名：うーご君）

タッチセンサ

- センサに身体が触れることでコールするタイプである．
- 自身で動くことはできるが，ベッド上にいる必要のある患者に適している．一方，立ち上がり動作ができる患者には不向きである．
- 「サイドコール」は，ベッドの下り口のマットレスにセンサを設置する．手足などが触れた時点でナースコールが鳴る．サイドレールの一部にベッドから下りられる場所をつくっておき，そこにセンサを設置する（図8）．
- 「タッチコール」は，サイドレールにセンサを設置する．サイドレールを握ってベッドから離れようとする際にナースコールが鳴る（図9）．

ベッド内蔵離床センサ

- 離床センサをベッドに内蔵したものも開発されている．
- ベッドに内蔵した荷重センサが荷重の変化を検知して，患者に意識されずに患者の起き上がりや端坐位，離床などの動作情報を検出し，患者の離床をナースステーションにリアルタイムで知らせるというものである．
- センサを電動ベッドの駆動部品内に設置することで，背周辺およびベッド全体の荷重変化が計測され，検出範囲がベッド全体になり，的確な動作検出が可能となる（図10）．
- センサ本体やケーブルの露出がないことで，センサ設置の手間が省略され簡便に使用できる．ベッドのどの位置から離床しても検知できるという利点もある．
- 筆者らが「離床CATCH」の確実な判定と安全性の向上を検証した結果，誤報の低減と検知精度向上，使いやすさと事故の低減が可能となった．

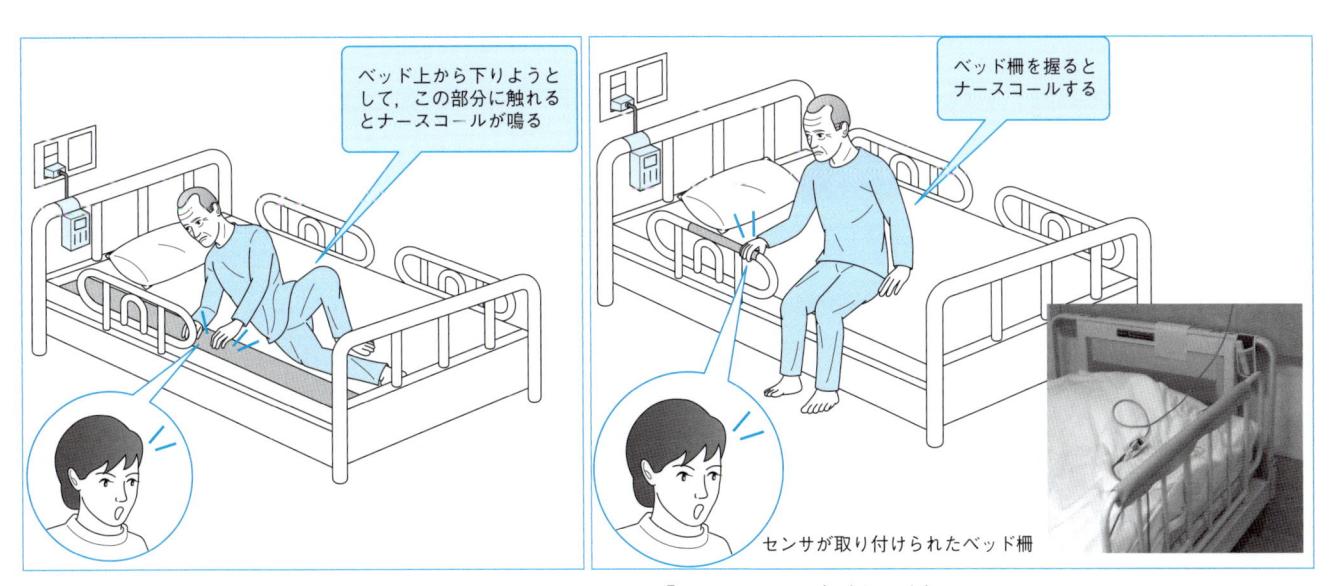

図8 「サイドコール」（商品名）

図9 「タッチコール」（商品名）

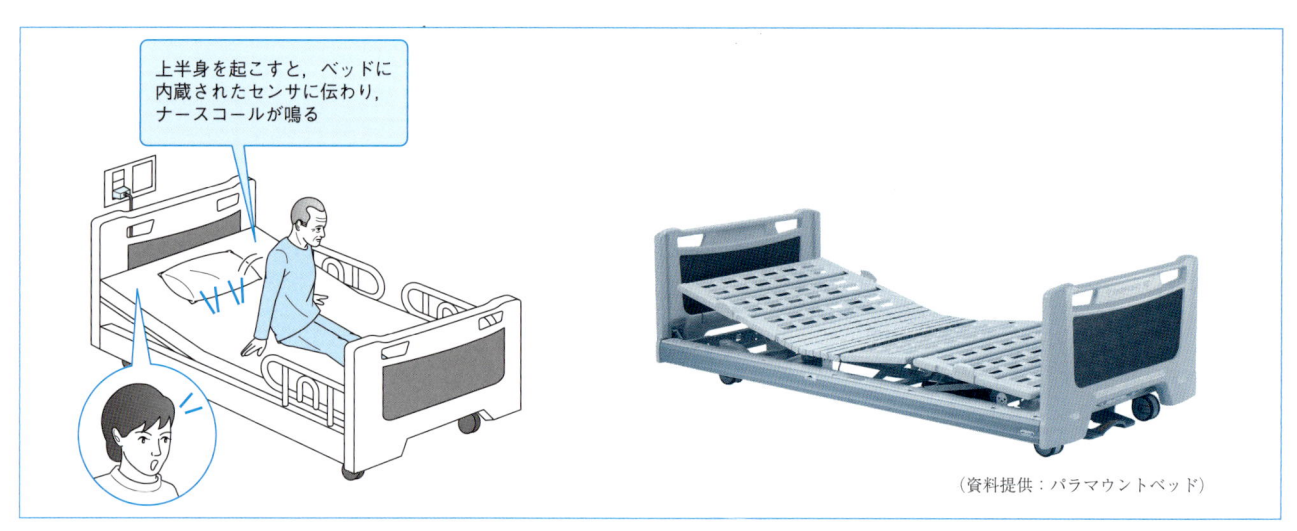

図10　ベッド内蔵離床センサ（商品名：離床CATCH）

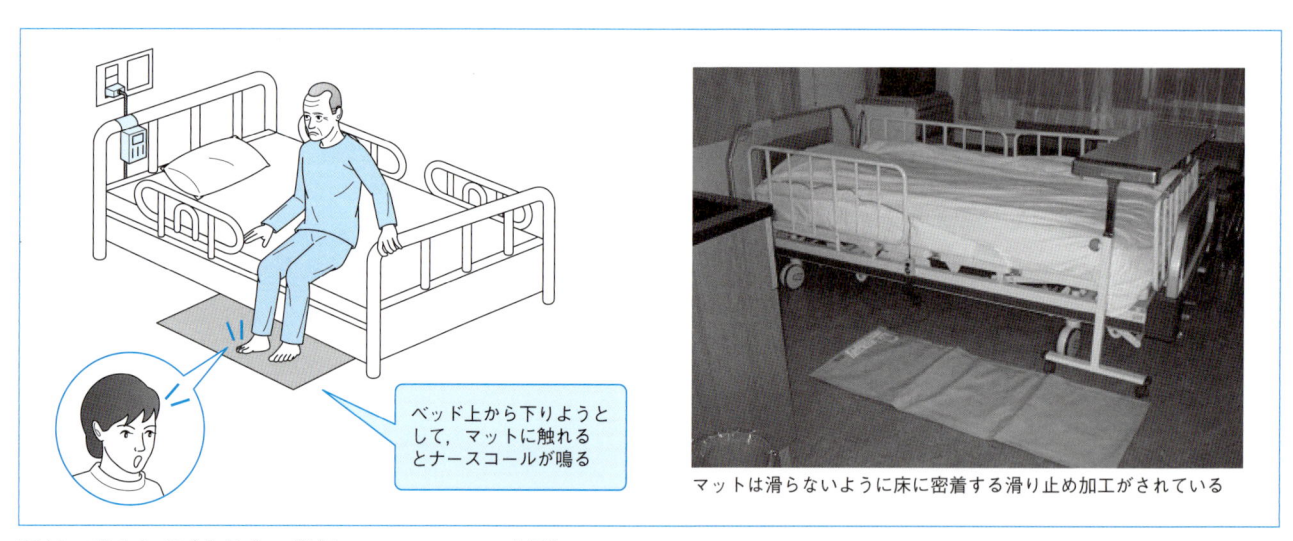

（吹き出し）上半身を起こすと，ベッドに内蔵されたセンサに伝わり，ナースコールが鳴る

（資料提供：パラマウントベッド）

図11　床センサ（商品名：徘徊コールⅢ，マッ太君）

（吹き出し）ベッド上から下りようとして，マットに触れるとナースコールが鳴る

マットは滑らないように床に密着する滑り止め加工がされている

▶床センサ

- 立ち上がり動作に問題がある患者に適している．
- ベッドサイドの床に設置し，足を置いたときにセンサが感知してナースコールが鳴る．離床行動をすばやくとらえることができ，離床時から介助や徘徊の見守りをする場合などに適している（図11）．
- 患者がマットの存在に気づき乗り越える可能性がある．足を下した位置にマットを設置し履物を置く，ベッドから離れるときに必ず踏む位置に置くなど，患者のADLに合わせた場所に設置する．
- 完全防水ではないので浸水や流水などに注意する．

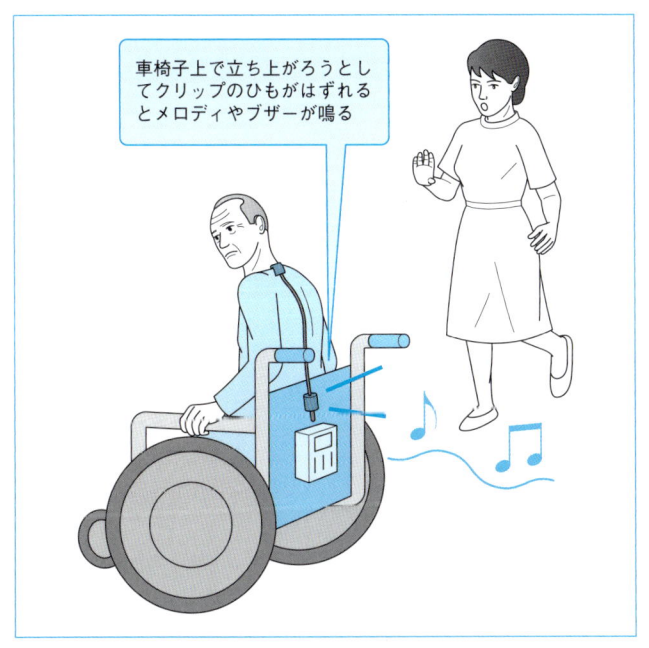

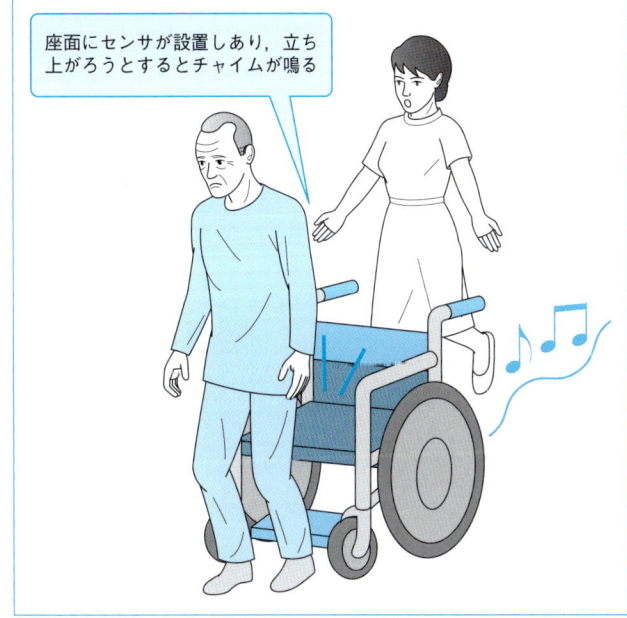

図12　クリップ式車椅子センサ（商品名：あゆみちゃん）　　図13　座面センサ（商品名：座・コール）

■ 車椅子用センサ

- 車椅子に関連した転倒・転落事故は，トイレ関係，ベッド周りに次いで多い．
- 車椅子での事故を防ぐためには車椅子ベルトなどの身体抑制が考えられるが，抑制には医師の指示と患者・家族の同意書が必要であり，患者に与える精神的な影響も大きい．また，車椅子ごと後ろに転倒する危険性もある．
- 車椅子乗車に看護師などが付き添い見守る体制が望ましいが，現実的には，患者が車椅子から離れようとしたときチャイムやベル，メロディなどで看護師や家族に知らせるセンサが有効である．車椅子用のセンサには次のようなものがある．

▎クリップ式車椅子センサ

- 車椅子上で患者が立ち上がろうとすると患者の衣服につけたクリップ付きのひもが機器からはずれ，センサが感知してメロディやブザーが鳴って知らせる（図12）．
- 看護師，ナースステーションとの距離に応じて音量を調節できる．

▎座面センサ

- 車椅子の座面にセンサを設置してある．車椅子乗車中に立ち上がったり，車椅子から離れようとするとチャイムが鳴って知らせる（図13）．
- 携帯型受信器やコードレスで，離れた場所にあるチャイムを鳴らすタイプもある．

ケアの工夫

- 物的対策とともに，ケアの工夫が必要不可欠である．
- センサによる行動キャッチ後の援助方法はもちろんのこと，患者の入院生活全体をとらえてケアを工夫することが，転倒防止につながる（たとえば生活リズムを整えるための活動を取り入れる，排泄ケアを工夫する）．
- 活動，睡眠，栄養，排泄，清潔などの日常生活援助を医学的視点だけではなく，患者の生活の視点からとらえ，病状に合った援助と入院前の生活に近づける工夫が必要である．
- とくに急性期病院においては，治療優先の対応となりがちであるが，高齢者の転倒防止のためには，患者の入院前の状態をよく知る家族や介護者から情報を得て，可能なかぎり看護援助に取り入れるとよい．
- 治療を理由に行動を抑止することは，抑制の問題と関連するとともに，身体機能を低下させる場合が多く，ふらつく，よろけるなど転倒の危険度を増すことになる．患者の行動を抑止せずに，援助する方法を工夫しよう．

転倒・転落緩和策，予防策

- 事故が発生したとき，すこしでも受傷を緩和させるために，緩衝マットを設置する（図14）．低床ベッドを利用して，できるだけベッドを低くしたうえで緩衝マットを併用すると，より受傷を緩和できる．
- 転落による受傷緩和のためには，転落する落差を少なくすることが必要である．サイドレールで囲んでしまうと，転落の落差は高くなるため，ベッドから下りる方向を一方向になるよう工夫し，下りる位置にソファなどを置いたり（図15），緩衝マットを敷き衝撃を緩和する．
- 患者自身に装着するものでは，ヒッププロテクターなどで，大腿骨骨折予防をはかる．頭部の手術後などは，ヘッドギアなどを装着し予防する．

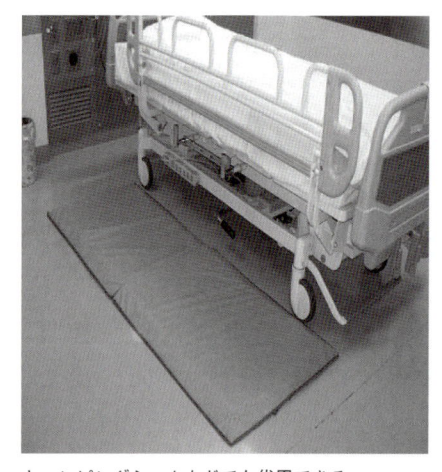

キャンピングシートなどでも代用できる
図14　緩衝マット

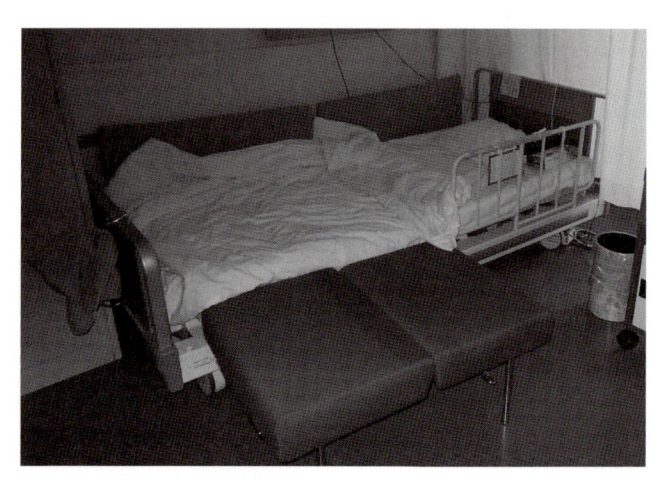

図15　転落による受傷緩和

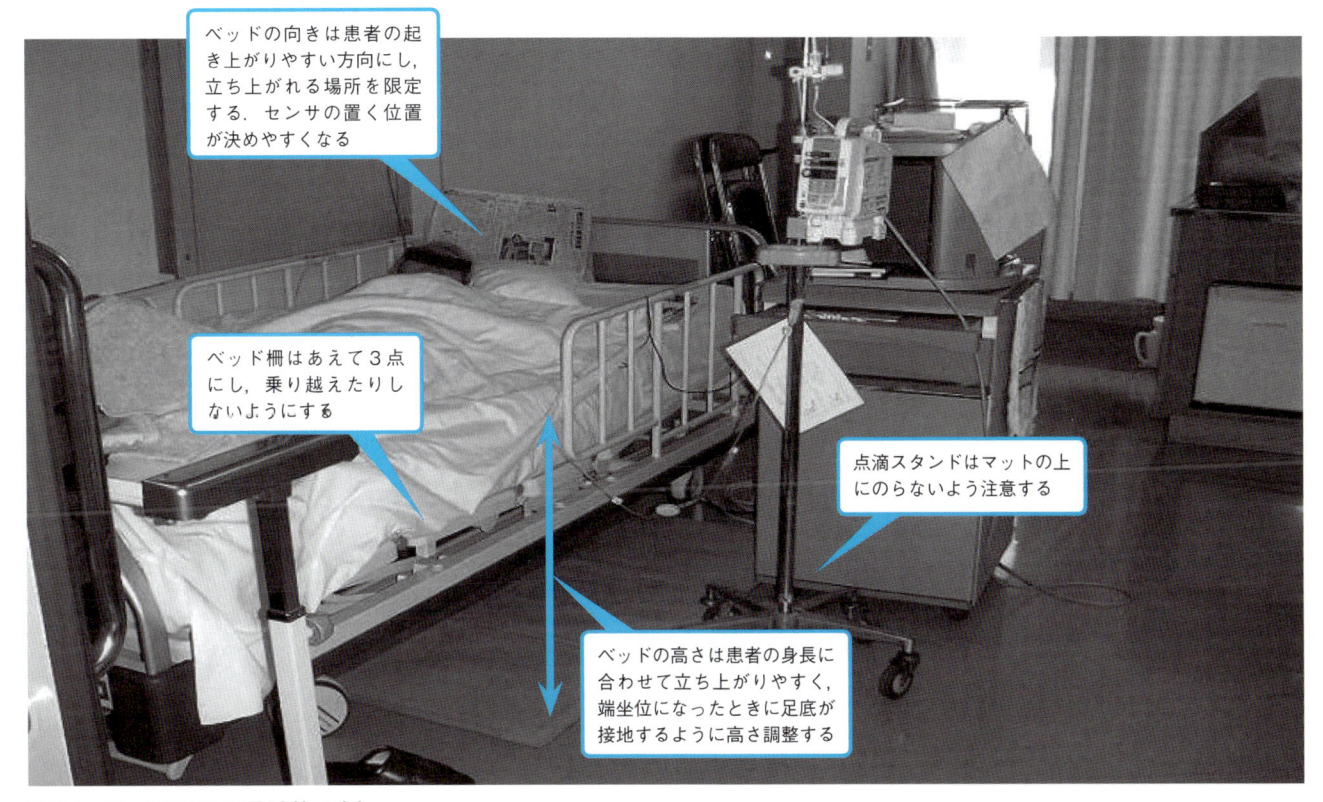

[図17の吹き出し]
- ベッドの向きは患者の起き上がりやすい方向にし、立ち上がれる場所を限定する。センサの置く位置が決めやすくなる
- ベッド柵はあえて3点にし、乗り越えたりしないようにする
- 点滴スタンドはマットの上にのらないよう注意する
- ベッドの高さは患者の身長に合わせて立ち上がりやすく、端坐位になったときに足底が接地するように高さ調整する

図17　ベッド周りの予防策の例

- 患者に出血傾向がないかを確認し（抗凝固薬、血小板データ、凝固因子データなど）、転倒・転落によって出血する可能性がないかどうかも予測して患者へ説明し、予防策をとる。
- とくに手術後など、ドレーンや点滴のチューブ類が多くなり、トイレなどへの移動の際、足をからませて転倒することもある。ドレーン類がからまないような工夫をしたい。
- また、センサのケーブルの本数を減らすため、複数のセンサを接続できる分岐ハーネス（図16）を利用することも効果的である。
- 図17は、立ち上がり・歩行時にふらつきがあり、点滴を施行している患者のベッド周りである。さまざまな予防策がなされている。
- 転倒・転落事故が起きてしまったときの対応方法を院内で決めておくことが望ましい。転倒・転落事故頭部打撲時の対応フロー図（p.80）を参考にされたい。

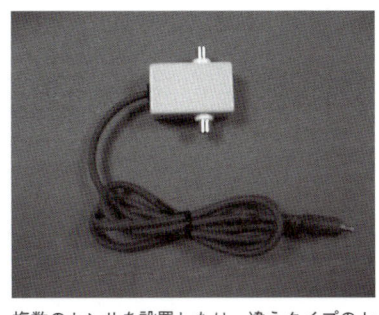

複数のセンサを設置したり、違うタイプのセンサ類を組み合わせることができる。左右両側のベッド柵にセンサを設置したり、ベッドのマットレス上とベッドサイドの床に設置するタイプのセンサを組み合わせて使用したりして、センサのコードの数を減らすことができる

図16　分岐ハーネス

患者情報の共有について

- 患者の状態に適した物的対策を組み込んだケア計画は、事故件数や大きな傷害に至る事故の低減につながる。しかし、転倒転落事故は24時間いつでも起こり得るため、担当者以外の看護師が、転倒の危険性が高い患者の状

態や事故防止対策を知らない環境では，安全を担保する十分な環境とはいえない．
- 交替制，チーム制で勤務している看護体制で，担当患者以外の患者情報を知るには何らかの仕組みが必要であり，転倒危険度の高い患者情報を共有する方法を以下に示す．

入院時カンファレンス

- 患者情報をチームメンバーが共有し，問題点や対策を共有するには，カンファレンスに勝るものはない．カンファレンスを実施する時期は，できるだけ早期の時点が望ましい．
- 入院時にカンファレンスを実施するのがよい．入院時に担当した看護師が中心となり，入院時の状態，アセスメントをメンバーに情報提供し，入院生活上で問題となる行動を考える．この問題というのは，患者自身が入院前までできていた行動で入院生活や病状の変化によって行動が変わり，患者自身が困る問題のことである．
- 医療者が危険な行動とみなす患者行動は，患者自身が困っているサインであり，事故につながる行動である．
- 転倒事故は，そのような患者行動によって引き起こされることが多く，医療者は患者が入院生活をできるだけ困らずに過ごす環境を提供する．
- 入院時カンファレンスでは，病状変化(今後の変化を含む)を理解して対策を立てる必要もあるため，主治医とともに実施することが望ましい．
- 病状の把握，患者の問題点，1週間後の目標，対策立案(物的対策とケアの工夫)を入院時のチームメンバーが行うとよい．

安全ラウンドによる環境調整

- 安全ラウンドとは，チームメンバーが患者のベッドサイドへ行き，患者が安全に過ごせる環境を調整することである．
- 入院時に担当した看護師がアセスメントシートの記入を行い，危険度からケア計画を立案するが，新人看護師など経験の浅い看護師では危険予測が十分ではなかったり，また，1人の看護師が立案したケア計画を他のメンバーがそれぞれ把握することは非効率的であり，正しく情報把握できているかどうか不明瞭である．
- 入院時カンファレンス後に，チームメンバーが患者のベッドサイドへ行き，患者・家族に挨拶をしながらともにベッド周りの環境調整をすることが望ましい．
- 患者・家族とチームメンバーが転倒防止対策を共有する場となり，患者・家族の信頼感を得る効果もあると実践の場で感じている．
- 安全ラウンドは，必ずしも入院時でなくてもよいが，患者にかかわるメンバーができるだけ早期に対策を共有することが大事であり，看護業務の流れのなかに組み入れることが望ましい．

物的対策とケアを組み合わせた具体例

患者情報

Aさん，パーキンソン病，80代男性，誤嚥性肺炎のために入院．コミュニケーションはうなずきのみで可能．

- 患者情報から対策までは入院時カンファレンスを実施．
- 入院歴あり，前回の入院時には点滴を自己抜去する行動がみられたため身体抑制を行った．
- 元気になると徘徊する．イライラしていることが多い．
- 入院時発熱あり（39℃）．自分で動く様子はなく，じっとしている．

看護目標

- 看護師付き添いのもと徘徊できる（自由に動いてもらうために，あえて徘徊と表現）

対策

- ベッド周りの環境：安全ラウンドにより環境調整を行う（右写真）
- 日中，看護師が交代でAさんに付き添い，一緒に病棟内を歩く．
- 廊下にAさん用の休憩用椅子を置く．
- うしろから声をかけない（振り向いて転倒することを防止する）
- 立ち上がったときは「歩きますか？」「トイレに行きますか？」とうなずきで答えられるように声をかける．

結果

- 昼間の活動量（徘徊）により，夜間よく入眠でき，生活リズムが整った．
- イライラした様子が少なく，転倒せずに過ごせた．

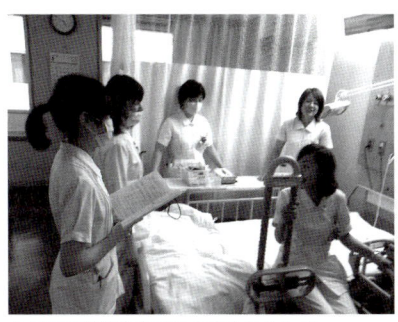

その日の勤務者全員での安全ラウンド．患者の安全を守ることを目的に，病床環境を調整している

■ 夜間のミーティングにおける転倒危険度が高い患者の把握 ● ● ● ●

- 夜間は看護師の人数が少なく，看護師1人当たりの受け持ち患者数が昼間の倍以上となる．そのような看護体制で，転倒危険度の高い患者の事故防止対策を行うには，夜勤者どうしが協力し合う必要がある．
- また，夜間は睡眠薬の服用による影響や，入眠によってねぼけるなどの混乱や足元が暗いなど，昼間とは違った転倒の危険要因がある．
- 夜間の転倒事故防止のために，夜勤者全員でミーティングをする時間を設けて情報共有することが望ましく，就寝前ケアが終了した頃（消灯後など）に短時間で行うとよい．
- ミーティングでの情報共有を確実に，また対応時に確認できるためにも，転倒危険度の高い患者を一覧にして，危険な状況（足元がふらつく，睡眠薬使用，頻尿であるなど）や対応方法（夜間は車椅子で移動，必ず付き添うなど）を簡単に記入したものを用いてミーティングをすると，より確実である．

引用・参考文献

1）小宮山　淳：入院高齢者のリスクと対策――せん妄と転倒・転落について，クリティカルパス学会，2002．
2）谷杉裕代：アセスメントツールをいかに活用するか．月刊ナーシング，26(13)：28～39，2006．
3）黒川美知代：身体抑制を実施しないための取り組み～安全ラウンドにより療養環境の見直しを実施．月刊ナーシング，30(8)：88～91，2010．

COLUMN

転倒予防くつ下の効果

　高齢者は加齢によって足腰の筋肉が衰えて転倒しやすく，さらに骨密度の低下により骨折しやすくなります．そこで転倒予防のためのくつ下が登場しました．転倒を予防するだけでなく，履くだけで足の筋肉を活発化させることもできます．

　高齢者は足のつま先が上がりにくいので，すり足歩行となり，小さな段差などにつまずきやすくなります．転倒予防靴下を継続着用することで，身体の重心が補正され立つバランスもよくなり，腰や膝の負担も軽減できる歩行を可能にしています．つまずき，転倒予防，ひざ・腰の負担軽減対策に，また，リハビリ中の方には補装具用としてお勧めです．

＜主な特徴＞

- つま先が上がる独自の編み方：伸縮性が高い「あぜ編み」と低い「タック編み」の2つの組み合わせ．編み方の伸び率の違いにより，つま先がアップしてつまずきにくくなり，身体のバランスを保ちます．
- 片手でも履けるフック付き：履き口は，ゴムを使っていないソフトな加工で，不快な締めつけがなく，指をかけるフックが付いているので，片手でも履くことができます．
- 高い保温性：凹凸のある編み方で空気を保ち，つま先部分が二重構造のために保温性が高くなっています．冬は暖かく，夏は蒸れないというオールシーズン対応です．
- ずり落ちにくい：かかとの上部は「タック編み」で関節をしっかりホールド．ずり落ちを抑えます．

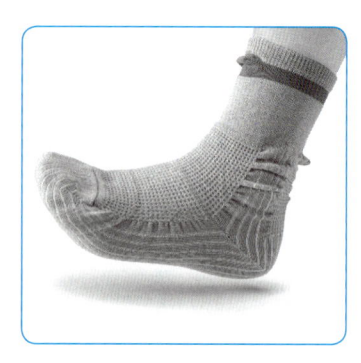

テルモ転倒予防くつ下「アップウォーク」
サイズ：22〜27cmに対応

トイレの工夫

　ポータブルトイレに自分1人で排泄しようとして，転倒する事故が多いため，脳神経科の病棟にはポータブルトイレは置いていません．患者さんにまず声かけをして，車椅子でトイレに誘導します．トイレへ行ってもらったほうがリハビリとしても効果的です．患者さんにとってもポータブルトイレよりも，気分がいいようです．

　背当てやハネ上げ式のアームレストがあり，患者の立ち上がり時にセンサが作動します．

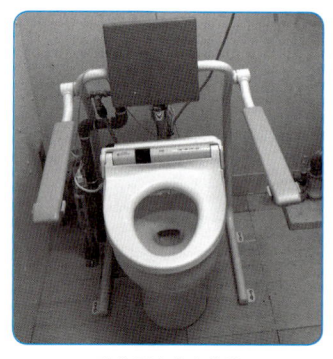

武蔵野赤十字病院

CHAPTER 6

KYT(危険予知トレーニング)の導入

SECTION 1
KYTとは
SECTION 2
映像によるKYT

CHAPTER 6 KYT(危険予知トレーニング)の導入

SECTION 1 KYTとは

Key Point

- ◆KY活動とは危険予知活動のことである．またKYTとは危険予知トレーニングのことである．
- ◆KY活動やKYTは労働災害の発生しやすい建設業などで行われているが，これを病院の転倒・転落防止に応用しようとするのがCHAPTER 6の目的である．
- ◆KYTの基本は，KYT基礎4ラウンド法で，①現状把握，②本質追究，③対策樹立，④目標設定の4つのラウンドをいろいろな場面で繰り返し行うことにより，危険感受性，集中力，問題解決能力，実践への意欲を高める．
- ◆医療現場でのKYTは，KYTシートを利用し，ミーティングで行う．
- ◆頻回にミーティングを行うことが困難な場合は，CHAPTER 4の「転倒看護計画書」を利用して，1人でKYTを行うことも可能である．

MEMO 1 KY活動：「KY」は危険予知(Kiken Yochi)の頭文字をとったもの．主に建設業，工事現場，交通業界において適用されている安全活動である．

KY活動について

- KY活動(MEMO 1)は，小集団活動を基盤とした先取りの安全衛生活動であり，作業に伴う危険を事前に予知し，それらの危険を排除することにより安全を確保するものである．
- この活動の目的は全員参加で危険を予知し，危険要因を排除する，または，安全とはいえない行動を減少させることにより災害をなくすことである．
- KY活動には，さまざまなKYT(危険予知トレーニング)がある．KYTは，危険を危険として気づく感性をKYM(危険予知ミーティング)で鋭くし，危険に対する情報を共有し合い，それをミーティングで解決していくなかで，問題解決能力を向上していく日常的な訓練である．
- KYTには，「KYT基礎4ラウンド法」，「三角KYT」，「1人KYT」などさまざまな訓練法がある．このなかでも基本となっているのが，KYT基礎4ラウンド法である．他のトレーニングはKYT基礎4ラウンド法の一部を省略したり，簡単にしたりしたものである．
- KYT基礎4ラウンド法(図1)は，チームでイラストを使って職場や作業

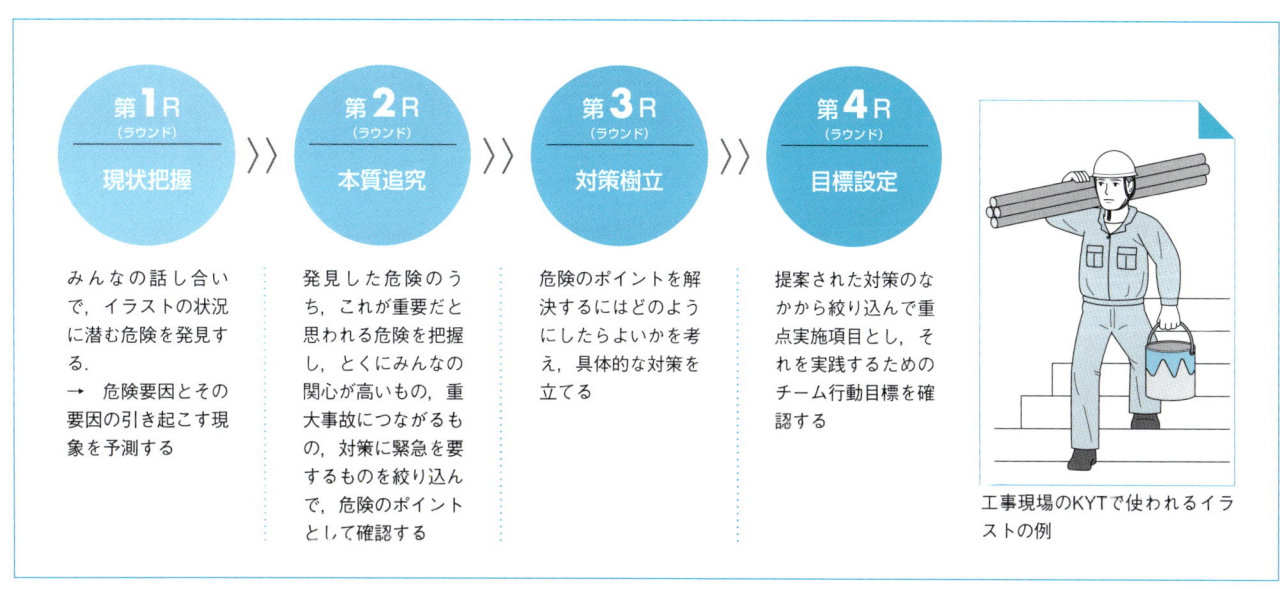

第1R（ラウンド）現状把握	第2R（ラウンド）本質追究	第3R（ラウンド）対策樹立	第4R（ラウンド）目標設定
みんなの話し合いで，イラストの状況に潜む危険を発見する． → 危険要因とその要因の引き起こす現象を予測する	発見した危険のうち，これが重要だと思われる危険を把握し，とくにみんなの関心が高いもの，重大事故につながるもの，対策に緊急を要するものを絞り込んで，危険のポイントとして確認する	危険のポイントを解決するにはどのようにしたらよいかを考え，具体的な対策を立てる	提案された対策のなかから絞り込んで重点実施項目とし，それを実践するためのチーム行動目標を確認する

工事現場のKYTで使われるイラストの例

図1　基礎4ラウンド法と工事現場におけるイラストの例

に潜む危険を発見，把握，解決していく手法で，①現状把握，②本質追究，③対策樹立，④目標設定の4つのラウンドを，いろいろな場面で繰り返し訓練することにより，一人ひとりの作業者の危険感受性，集中力，問題解決能力，実践への意欲を高める訓練手法である．

転倒・転落へのKYTの適用理由

- 本来のKY活動は，危険にさらされる作業者自らを対象に行われるものである．
- しかし，対象を患者として，看護師が行う医療事故防止対策としてKYTが適用できると考えられる．とくに転倒・転落事故に関しては，患者の危険を事前に予測し，何らかの対策を講じることによって事故が防げるのである．
- 転倒・転落を未然に防ぐには，いかに患者の事故への危険性を正確に予測し，先回りして対策を講じることができるかが重要である．実際に起こる事故を正確に予測することは難しいが，その患者にとってどのような行動が危険かを事前に考えられるだけ予測し，あらゆる対策を講じておくことは可能である．
- 入院してくる患者は全員，一人ひとり別々の事故要因をもっている．どのような患者に対しても瞬時に危険を予測し，対応していくことが必要となる．
- 以上のことから，現在では，入院してきた患者にはどのような危険があるかを予測し，対応する能力が看護師に求められている．
- KYTとは，このような危険を予知する能力を向上させ，具体的な対策案

を出すことで実践までつなげることのできるトレーニングであり，教育の1つとしても有効と考えられる．
- 病院内で看護師がこのようなトレーニングを重ねることで，事故防止対策につなげることが可能となる．

事故防止に向けた効果

- 転倒・転落事故は，非プロセス型の事故であることから，KYTを行うことにより，次の4つの効果があり，事故を未然に防止することができると考える（図2）．
  - Ⅰ．患者の危険な行動を予測する能力が向上する．
  - Ⅱ．病棟内でのコミュニケーション機会の増加，情報の共有がはかれる．
  - Ⅲ．具体的な対策案を出すことで実践につながる．
  - Ⅳ．事故の再発防止に役立つ．
- Ⅰ，Ⅱに関しては前述した．Ⅲに関しては，転倒・転落事故は危険な患者に対策を講じないと必ず事故が起こることから，具体的な対策を病棟内で意見を出し合い，検討していくことは非常に重要である．
- KYTはミーティングなどの対策樹立の過程があるため，事故防止の直接的な効果が期待される．
- また，Ⅳの再発防止についても効果があると思われる．本来のKYTではイラストを作成し，そのなかで事故の危険要因の抽出を行い，事故の発生を回避していくための行動をとっていくことを話し合う．
- しかし，病院においてのKYTは，実際に起きた事故報告書を用いて特定

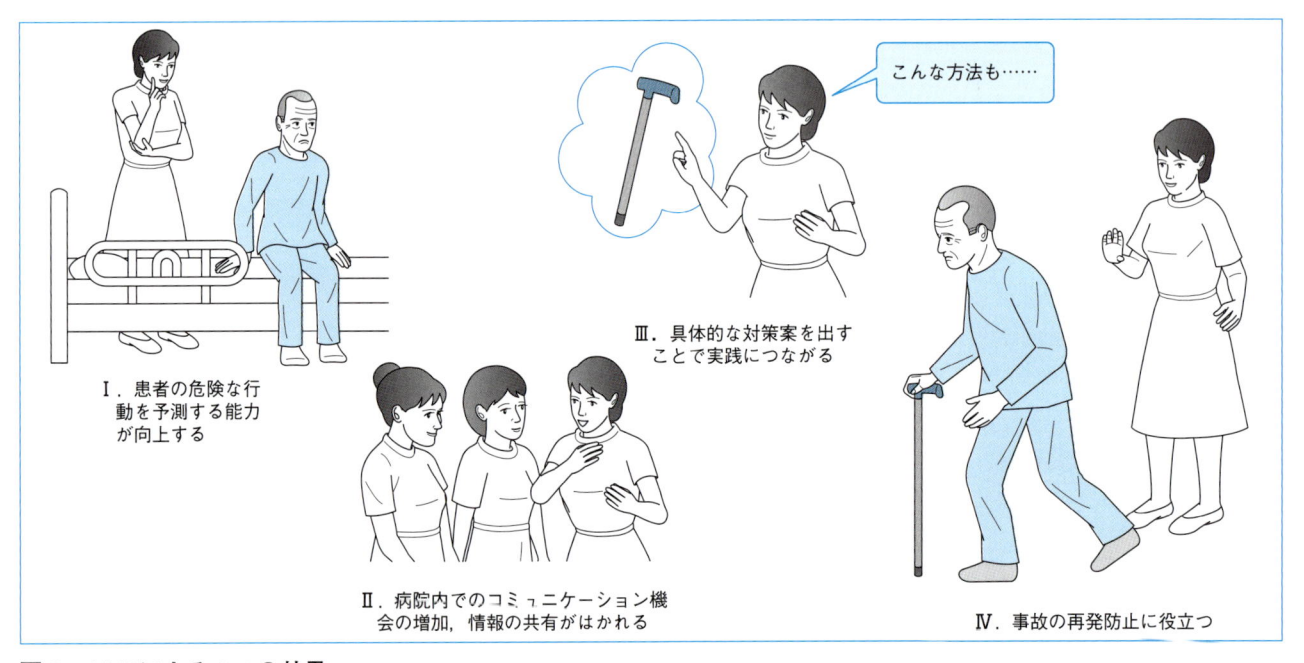

図2　KYTによる4つの効果

の患者に対して行ってもよい．事故報告書が提出された時点で，その患者の危険要因を話し合い，対策を講じることで，繰り返し転倒する可能性のある患者の再発防止策とすることができる．

病院におけるKYTの方法

- 一般的なKYTは，イラストを用いて話し合う形式がとられる．しかし，病院で行うKYTは，患者を対象とし，その患者が特定されるので，イラストを用いるより，アセスメントシートやその患者の起こした事故報告書を利用するほうが具体的である．
- 以下に，イラストを用いず，特定の患者の転倒・転落事故を防ぐためのKYTについて述べる．

適用対象

- KYTは，転倒・転落事故の危険性が高い患者を対象に行うことが効果的である．したがって，KYTの対象患者を以下のように決定する．
  ①一度でも事故を起こした患者
  ②アセスメントシートの評価で危険度が高い患者
- ①の場合は，病棟内で事故報告書が提出された時点でKYTを行うものとする．
- ②の場合は，入院してきた患者をアセスメントシートで評価し，危険度が高い，つまり，危険度Ⅱ，Ⅲと判定された患者に対してKYTを行うものとする．

KYTシートの記入手順

- KYTを実施する手順は，KYT基礎4ラウンド法に基づいて，病院内で行いやすいように作成した転倒・転落KYTシートに書き込みながら行う．**図3**は当院で使用しているKYTシートである．
- KYT対象患者のアセスメントシートおよび事故報告書から危険を予測し，KYTシートに書き込みを行っていく．
- 以下に第1～4ラウンドの記入手順を述べる．

第1ラウンド：現状把握——どんな危険が潜んでいるか

- 事故報告書とアセスメントシートを用い，患者のアセスメント項目と事故につながる可能性のある環境要因から，どのような要因がそろったらどのような行動，現象に結びつくかを話し合い，KYTシートに書き込んでいく．ここでは，みえてはいないが潜在している危険要因を抽出することが大切である．
- KYTシートには，危険要因(〜なので)，行動(〜して)，現象(〜になる)という表現方法で危険ストーリーをつくっていく(**図4**)．危険ストーリーは，思いつくかぎり，たくさんあげていくことが大切である．

実施日：　　年　　月　　日

病棟	実施メンバー	患者名	病状

第1ラウンド（どのような危険がひそんでいるか）危険要因を発見し，その要因によって起こる患者行動，現象を想定する
第2ラウンド（これが危険のポイントだ）発見した危険のうち重要危険に◯印，さらに絞り込んで，とくに重要だと思われる"危険のポイント"に◎印，アンダーラインを引く

番号	要因（〜なので）	行動（〜して）	現象（〜になる）
1	→	→	
2	→	→	
3	→	→	
4	→	→	
5	→	→	
6	→	→	
7	→	→	
8	→	→	
9	→	→	

第3ラウンド（あなたならどうする）危険なポイントを解決するためにはどうしたらよいかを考え，具体的な対策を立てる
第4ラウンド（私たちはこうする）対策のなかで最も重要な対策を絞り込み，◯印をする

◎印番号	具体策			
	対策①	対策②	対策③	対策④
	アセスメントシート ①今後使用する ②現在使用している ③今後使用しない 〈その他コメント〉			

その他の対策

本音の話し合い方4原則
①本音でワイワイ話し合う（リラックス）：量を出す
②本音でドンドン話し合う（ナマ情報）：量を出す
③本音でグングン話し合う（短時間）：量を出す
④なるほど・ソウダ・コレダと合意する（コンセンサス）：質の高いものを絞り込む

効果検証	管理者コメント

武蔵野赤十字病院

図3　KYTシート

- 「現象」とは事故の型であり，転倒・転落事故の場合は，当然「転倒する」「転落する」となる．
- 実際の記入例を**図5**に示す．

第2ラウンド：本質追究──これが危険のポイント
- 第1ラウンドで発見された危険のなかで，とくに事故につながる可能性が高いと思われる要因，行動を把握し，危険なストーリーの番号に○印をつける．危険をまねく要因や行動にアンダーライン（波線）をひくとよい．
- ○印をつけたストーリーのうち，とくに重要なものを◎にする．◎をつけるストーリーは，1つ，多くても2つまでにする．

第3ラウンド：対策樹立──あなたならどうする？
- 危険なポイントを回避するため，お互いに意見を出し合いながら，事故発生までに講じられる具体的な対策をあげていく．
- p.88「対策一覧とその効果」を参考にして，各段階で具体的な対策をあげていくとよい．

第4ラウンド：目標設定──私たちはこうする
- あげられた対策のなかで，必要かつ可能な対策を絞り込み，実践するための行動目標とする．
- KYT基礎4ラウンド法で決めた行動目標は臨床現場で実践され，その実践を評価して初めて達成されたといえる．
- したがって第4ラウンド以下に実践とその評価を加えてもよい．

第5ラウンド：実践──行動目標を達成するため実践する
第6ラウンド：実践の評価──実践できたか評価を行う

KYTの適用例

- **図5**のKYTシートについて解説する．
- この例の場合，第1ラウンドで5つの危険（要因→行動→現象）を予測することができた．
- 第2ラウンドでは，この5つの危険から重要なものを絞った．その結果，番号1の「ナースコールでよぶのを忘れる」という危険要因から「トイレに行くとき1人でベッドから下りる」という行動と，番号4の「夜間は暗く，ふらつきや認知症がある」という危険要因から「夜間，1人でベッドから動こうとする」という行動の2つの危険なポイントが最も重要だと決めることができた．
- 第3ラウンドでは，第2ラウンドで絞られた2つの危険なポイントを解決するため，番号1に対しては対策①で1つ，対策②で2つ，対策③で3つ，対策④で1つの対策を，話し合いのもとで抽出することができた．番号4に対しても同様に対策をあげることができた．
- 第4ラウンドでは，第3ラウンドであげられた対策から，実施する対策を絞った．番号1に対しては，「ナースコールの位置設定」「離床センサの使

図4　KYTシートに書き込む危険ストーリーの表現方法

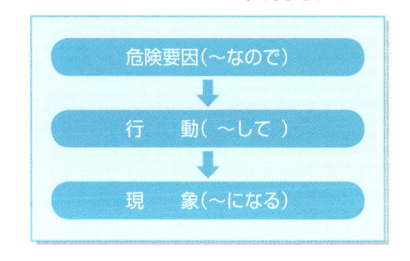

危険要因（〜なので）
↓
行　動（〜して）
↓
現　象（〜になる）

				実施日： 年 2 月 23 日
病棟	実施メンバー	患者名	病状	
R-4	黒田, 石山, 松下	清水		

第1ラウンド（どのような危険がひそんでいるか）危険要因を発見し，その要因によって起こる患者行動，現象を想定する
第2ラウンド（これが危険のポイントだ）発見した危険のうち重要危険に○印．さらに絞り込んで，とくに重要だと思われる"危険のポイント"に◎印，アンダーラインを引く

番号	要因（～なので）	行動（～して）	現象（～になる）
①	ナースコールでよぶのを忘れるので →	トイレに行くとき1人でベッドから下り →	転倒・転落する
2	点滴スタンドを使用しているので →	1人でベッドから下りて歩こうとして →	点滴スタンドに引っぱられて倒れる
③	貧血・発熱があるので →	歩行中やベッドから下りるときにふらつき →	転倒する
④	夜間は暗く，ふらつき・認知症があるので →	夜間，1人でベッドから動こうとして →	ベッドから転落する
5	ベッド柵が3本（固定なし）なので →	残りの1か所から下りようとして →	ベッドから転落する
6	→	→	
7	→	→	
8	→	→	
9	→	→	

第3ラウンド（あなたならどうする）危険なポイントを解決するためにはどうしたらよいかを考え，具体的な対策を立てる
第4ラウンド（私たちはこうする）対策のなかで最も重要な対策を絞り込み，○印をする

◎印番号	具体策			
	対策①	対策②	対策③	対策④
1	アセスメントシート ①今後使用する ②現在使用している ③今後使用しない 〈その他コメント〉	・ナースコールの指導→再確認 ・ナースコールの位置，長さ 　→必ず手元に置いておく	・離床センサ ・鈴をつける→腕につける ・滑り止めマット	・緩衝マット
4		・排尿誘導→21時から2時間おき ・夜間のみベッド柵4本	・離床センサ ・カーテンを開ける ・電灯をつけておく	

その他の対策
家族の方に患者の状態を説明し，できるだけの協力をお願いする

本音の話し合い方4原則	効果検証	管理者コメント
①本音でワイワイ話し合う 　（リラックス）：量を出す ②本音でドンドン話し合う 　（ナマ情報）：量を出す ③本音でグングン話し合う 　（短時間）：量を出す ④なるほど・ソウダ・コレダと合意する 　（コンセンサス）：質の高いものを絞り込む	数日後記入 その後，事故は起こしておらず，対策により患者の行動を察知できることから，いま実施している対策を継続する	

武蔵野赤十字病院

図5　KYTシート記入例

表1　各ラウンドでの留意点

第1ラウンド	・自分がKYTシートの患者や作業者（担当看護師）になりきって考える．患者や作業者の立場に立たなければ危険はみえてこない ・「危険ストーリー」をつくるためには，まず加わる変化（行動，操作，医療環境）に目をつけていく ・「危険要因」と「現象」を組み合わせた「危険ストーリー」をたくさん出していく．現象とは起こった結果のことであり，事故の型と考える．また「不安全な行動」と「不安全な状態」の組み合わせにすると，危険がよくみえてくる ・危険要因は具体的に表現する．「不安定なので～」「～が悪いので～」という抽象的な表現は避ける．対策を導きにくくなるからである ・現象の表現として，「～かもしれない」「～の危険性がある」「～のおそれがある」などは，「あるかもしれないし，ないかもしれない」というあいまいな結果になるので避ける ・「転倒する」「間違える」などの断定的な表現がよい．このとき，事故の結果としての程度や大きさ，範囲については問題にしない．転倒した場合の捻挫，骨折ということまでは必要ない ・危険要因を「なぜ→なぜ→……」と掘り下げる ・率直な意見を言い合って掘り下げていく．このとき，出された意見について否定をするような発言はせず，リーダーは自由に意見が言える雰囲気づくりや，チームや職場の一体感を重視する
第2ラウンド	・ここでは，対策の実践につなげる危険をみつけることである．危険はたくさんあるので一度に対処することはできない．これだけは絶対にやろうという目標をみつける．重点指向である
第3ラウンド	・メンバーは，「自分ならこうする」という作業者の立場になって，一人称で対策を考えていく．二人称，三人称の対策は結果として講じられない ・自分の作業内容に照らして，いまこれからやるための行動目標，すなわち事故の未然防止対策を決める ・対策は「～しない」などの否定的表現ではなく「～する」という肯定的で実践的な表現にする ・行動内容は「作業のやり方」だけでなく「よい状態をつくる行動」なども含む ・リーダーは，重要ではあってもいま自分たちができないこと（施設，組織，他部署の問題など）を判断し，これらは院内の別ルートで意見を届ける
第4ラウンド	・ひとりよがりの目標では誰も実行しない．全員のコンセンサスを得ることが何よりも重要である．リーダーは，実行していることの確認を怠らないようにする ・安全行動目標は，標準化していくことも必要である

用」「緩衝マット」という対策を決めることができた．同様に，番号4に対しても「夜間のみベッド柵4本」「離床センサ」という対策を決めることが可能となった．

●各ラウンドでの留意点を**表1**に示す．

新人看護師に対するKYT

● CHAPTER 4のSECTION 2のなかで，「転倒看護計画適用によるメリット」として，新人看護師でもKYの能力を身につけることができると述べた．これに関連してKYTの視点から，さらに詳細を述べる．

● 先に紹介したKYT基礎4ラウンド法は，複数人でのミーティングの実施を前提としている．しかし，実際の医療現場では，転倒・転落事故防止のためにのみ多人数を集め，頻回にミーティングを実施する時間の確保は難しい．また，現場でのトレーニング方法として，経験の長い看護師と新人看護師により一対一でのOJT（**MEMO 2**）が行われているが，作業の多さや緊急時の対応から，危険予知能力を含め，新人看護師に必要なトレーニングをすべてサポートできるとはかぎらない．

● CHAPTER 4で紹介した転倒看護計画書は，標準化と共有化をすること

> **MEMO 2**　OJT：On the Job Training 職場内教育のこと．社員教育方法の1つ．実際の仕事を通じて，必要な技術，能力，知識を身につけさせる教育訓練．職場の上司や先輩が部下や後輩に対して行うのが一般的である．

で，単独レベルのKYT，すなわち「1人KYT」として活用できる．産業界で行われている単独レベルのKYTには，「1人KYT」と「自問自答カード1人KYT」があるが，病院における転倒看護計画書は「自問自答カード1人KYT」にあたると考えられる．

- 産業界では，1人で自問自答カードのチェック項目を1項目ずつ声に出し，自答しながら危険を発見，把握するものである．
- 「1人KYT」の弱点は，1人で早く済ませようとするために重大な危険を見落とす可能性が高いことである．「1人KYT」の見落としを防ぐために，危険の発生する頻度の高いものを，経験の長い看護師が選択して自問自答カードを作成し，これを「1人KYT」実施の際に併用させるわけである．
- 本書で紹介している転倒看護計画書の作成にあたっては，まず事故報告書から事故をトイレ，ベッド回り，車椅子，歩行の4つの発生場所で分類している．分類された場所ごとに看護計画書を作成することで，新人看護師が看護計画を立案する際に，事故の発生しうる状況を設定し，危険（事故）を予測するための補助的な情報を提供する．
- このように，転倒看護計画のなかで危険が発生する頻度の高い場所をあらかじめ設定し，そこで起こりやすい転倒・転落事故の防止対策を項目にしてあげておくことで，新人看護師が1人でも危険の状況を考えることができる．
- 新人看護師が「1人KYT」を実施できる転倒看護計画書を作成するためには，まず病院内において，事故報告書からの事故情報や効果的な対策を収集し，それらを共有するシステムが存在することが望まれる．そのためには，推進活動として，事故情報や対策を積極的に収集する必要がある．看護安全委員会や転倒・転落ワーキンググループなどによる，組織横断的な仕組みがあるとよい．
- そして，収集された事故情報や対策を活用した転倒看護計画書を作成し，病院全体で適用していく．それぞれの病院における転倒・転落に関する知識と経験の蓄積，そしてその再利用である．

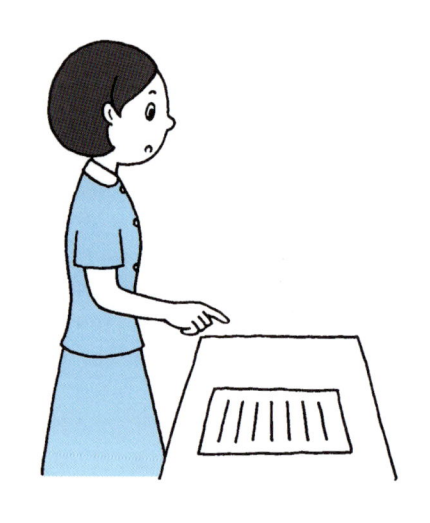

CHAPTER 6 KYTの導入
SECTION 2

映像によるKYT

- 本書付録の動画を使ってみんなでKYTを行ってみよう．KYTシート（p.128参照）をあらかじめ作成しておくとよい．
- 日常の臨床はめまぐるしく動いている．映像によるKYTでは，イラストを使ったトレーニングに時間軸が加わった映像を使うことで，より鋭敏な危険予知感性を養おうというものである．
- 本書に収載した動画は以下の「プロセス型事例」「非プロセス型事例」が収録されている．著者らの手づくりなので，映像は現実とは異なる箇所もあると思う．しかし，KYTは映像の間違い探しをするのではないので，その点はご留意願いたい（p.135参照）．
- 付録の動画は，一時停止して静止画像として，KYTを行うこともできる．

［プロセス型事例］

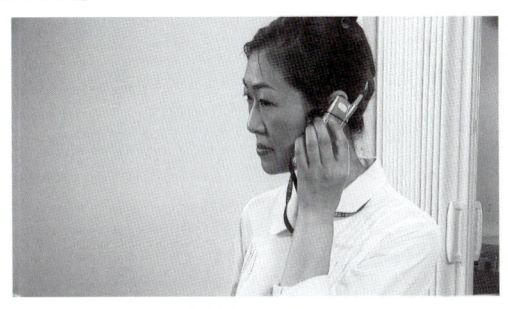

シナリオ1：情報伝達

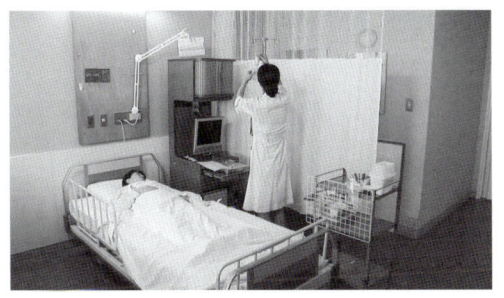

シナリオ2：点滴の指示

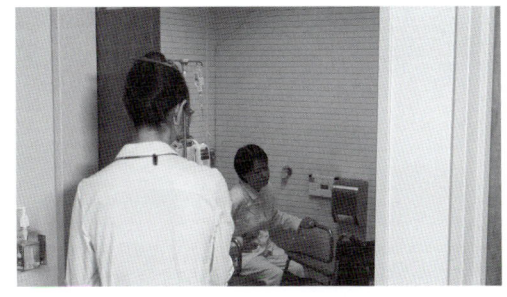

シナリオ3：排尿介助

[非プロセス型事例]

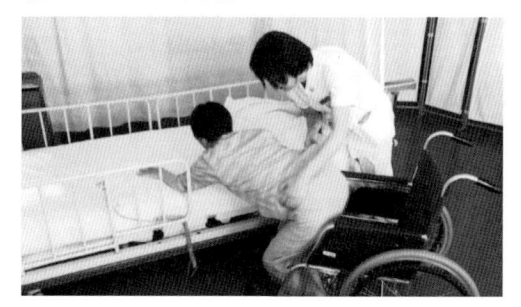

シナリオ1：脳梗塞，右麻痺の女性患者のベッドへの移動介助

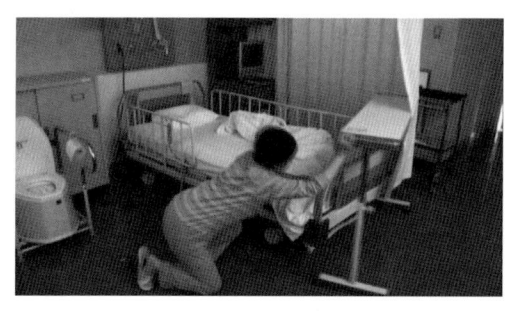

シナリオ2：抗凝固薬を服用中の女性患者，イレウスで入院中，ポータブルトイレ使用

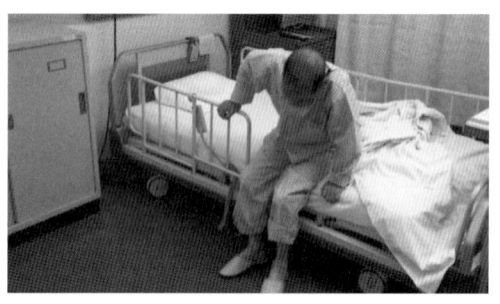

シナリオ3：大腸がん，不眠が続いている男性患者，医師より睡眠薬を初めて処方され，離床センサを使用して就寝中

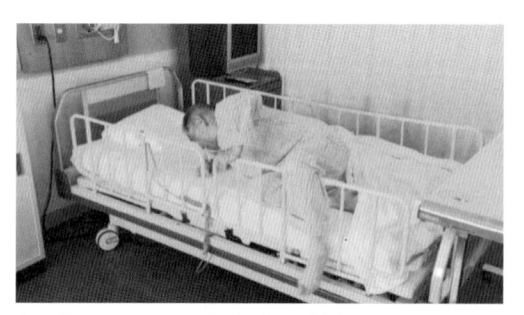

シナリオ4：認知症，不隠状態の男性患者

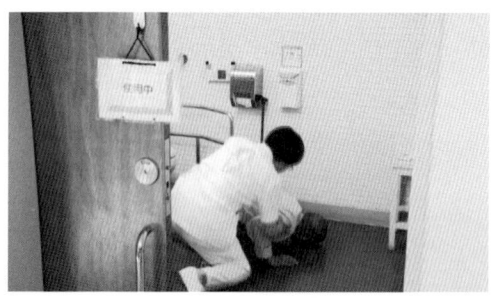

シナリオ5：70歳男性，脳外科手術後の患者（外減圧中），左麻痺，意識レベルⅠ-1，トイレ使用

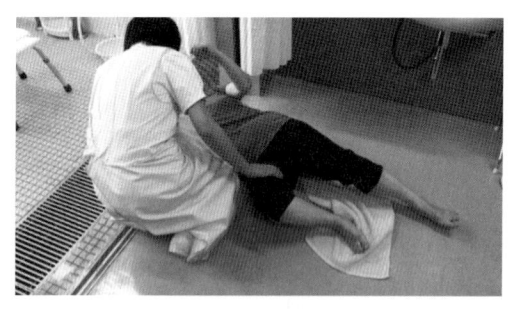

シナリオ6：60歳女性，ADLは問題なく，術後6日目，初めてのシャワー浴（出演者は服を着用していますが，裸身であると想定して下さい）

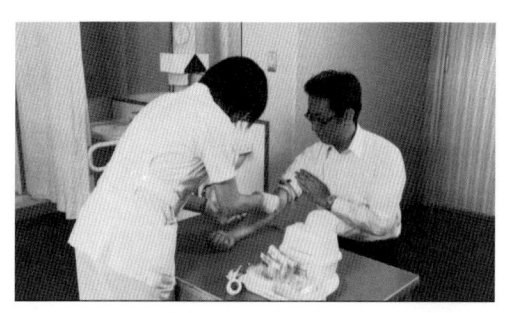

シナリオ7：50歳男性，処置室にて採血

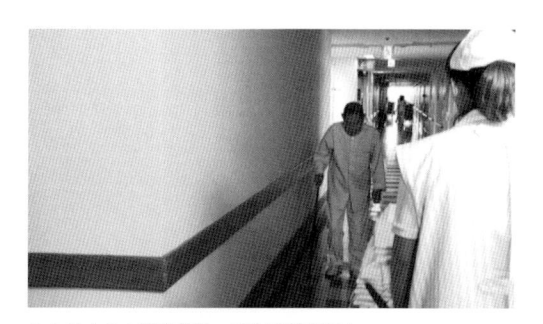

シナリオ8：90歳男性，廊下を杖歩行中

実施日：　年　月　日

病棟	実施メンバー	患者名	病状

第１ラウンド（どのような危険がひそんでいるか）危険要因を発見し，その要因によって起こる患者行動，現象を想定する
第２ラウンド（これが危険のポイントだ）発見した危険のうち重要危険に○印．さらに絞り込んで，とくに重要だと思われる“危険のポイント”に◎印，アンダーラインを引く

番号	要因（～なので）	行動（～して）	現象（～になる）
◎1	ナースコールを触らせなくて →	声かけのみだったので認識できず →	転倒した
2	ナースコールの位置が低く →	前傾姿勢になり →	バランスを崩して転倒した
3	便座が高く →	足底が床についていなくて →	バランスを崩して転倒した
4	左麻痺があり坐位が保たれにくく →	座位保持に疲れ →	バランスを崩して転倒した
5	→	→	
6	→	→	
7	→	→	
8	→	→	
9	→	→	

第３ラウンド（あなたならどうする）危険なポイントを解決するためにはどうしたらよいかを考え，具体的な対策を立てる
第４ラウンド（私たちはこうする）対策のなかで最も重要な対策を絞り込み，○印をする

◎印番号	具体策			
	対策①	対策②	対策③	対策④
1	アセスメントシート ①今後使用する（○） ②現在使用している ③今後使用しない 〈その他コメント〉	・そばにいる必要性を説明し，患者のそばにいる ・ナースコールを持たす練習を行う（○）	・万が一のためのヘッドギア（○） ・ドアの外で待つ ・壁に付けるナースコールを固定 ・踏み台を使用	・移動する前にバイタルサインを測る ・安全マット

その他の対策
家族の方に患者の状態を説明し，できるだけの協力をお願いする

本音の話し合い方４原則	効果検証	管理者コメント
①本音でワイワイ話し合う（リラックス）：量を出す ②本音でドンドン話し合う（ナマ情報）：量を出す ③本音でグングン話し合う（短時間）：量を出す ④なるほど･ソウダ･コレダと合意する（コンセンサス）：質の高いものを絞り込む	数日後記入 その後，事故は起こしておらず，対策により患者の行動を察知できることから，いま実施している対策を継続する	

武蔵野赤十字病院

図１　KYTシート記入例

COLUMN

KYTの目的は「間違い探し」「危険当てクイズ」ではない

KYTでは，何でもない風景のなかにある作業や行為，また，環境が変化することによって発生するエラー（潜在エラー）の要因を見出していきます．したがって，写真やイラストのなかに，“見るからに危険”という状況をつくることは不適切です．「間違い探し」や「危険当てクイズ」とは趣旨が異なります．それでは“気づき”の訓練にはなりません．

また，KYTは手順を教えたり学んだりするものでもありません．ビデオ教材を使ってKYTを行ったところ，自分が行っている手順と異なる点を指摘することでKYTをしていると思い込んでいる人がいました．これも本来のKYTではありません．

まだ見えないものを見ようとし，患者や医療関係者の行動，また，環境の変化によって発生するであろう危険を事前に見出すための察知力を働かせます．そして思考回路を切り替えて，その危険を排除するための判断，行動への変化を促していきます．これがKYT本来の目的です．KYTの本来の目的を見失わないでください．

なお，KYTシートの題材は，各施設で蓄積されたインシデント･レポートから抽出するのもよいでしょう．

CHAPTER 7

転倒・転落事故とその対応を看護の視点で考える

SECTION 1
転倒・転落事故における法的責任と判例について

CHAPTER 7 転倒・転落事故とその対応を看護の視点で考える

SECTION 1

転倒・転落事故における法的責任と判例について

Key Point

- ◆看護師には，法律上，患者の動静や状態変化などについて注意をはらう義務（注意義務）がある．
- ◆患者の行動において事故につながる危険性が考えられる場合，そのことを予見し（結果予見義務），悪い結果を回避する義務（結果回避義務）を負う．
- ◆患者アセスメントは，治療にかかわって病態変化を最も把握している医師，リハビリのPT，看護師らのチームで共通認識する必要がある．
- ◆判決時の状況から大きく変化してきていることを再認識して，患者の安全を守るという視点で取り組み続ける．

はじめに

- 一般的には，業務遂行において，自分が引き受けてなすべき任務を責任といっている．法的責任は法律上に明記されている責任であり，医療事故が起きた場合には3つの法的責任が発生する．民事責任，刑事責任，行政上の責任である．
- とくに民事責任（損害賠償）は，病院（開設者）と個人（医療従事者）にある．転倒・転落関連では，この民事責任が問題とされることがほとんどなので，刑事・行政責任についてはここでは除く．

看護師に課せられる注意義務

- 看護師には，法律上，患者の動静や状態変化などについて注意をはらう義務（注意義務）があるとされている．もし，患者の行動において事故につながる危険性が考えられるのであれば，そのことを予見し（結果予見義務），悪い結果を回避する義務（結果回避義務）を負うとされている．
- そのため，これらの義務を果たせず，患者に何らかの傷害が発生した場合，患者・家族から医療施設や医療従事者に対して法的訴えがなされることがある．

- 過去に，次のような事案があった．

「脳梗塞により見当識障害が生じている入院患者(73歳男性)が，ベッドから複数回にわたり転落・転倒したことにつき，転倒防止義務と報告・説明義務が適切に尽くされておらず期待権侵害があるとして，遺族から病院を運営している医療法人に対する損害賠償請求が一部認められた」
というものである．

- 表1に診療経過・症状などの事実(裁判所の認めた事実)の抜粋を掲載する．

4つの争点

- この事例で裁判上の争点になったのは，以下の4点であった．

争点1
- 転倒を予見し防止すべき注意義務の違反があったか．注意義務としての具体的なさまざまの看護ケアが実施されていたか．

争点2
- 転倒・転落と死亡との因果関係の有無．患者は転倒転落のあと慢性硬膜下血腫を併発し，その治療のためワーファリンの投与を中止せざるを得なくなり，その結果重篤な脳梗塞を再発し，寝たきりとなって死亡している．

争点3
- 医師個人に対しての診療契約上の義務違反．1回目の転倒後にCTを実施したのみで，その後CT検査を施行しなかったことについて．

争点4
- 適切な看護を受ける期待権の侵害，説明義務違反による債務不履行の有無．家族へのインフォームド・コンセントがなされていたか．

- このなかで看護としては1と4に着目しなければならないだろう．（2と3は割愛）

1．の争点について
- 裁判所は，患者の症状などに応じた転倒防止のための監視義務違反について，転倒①では患者の動静に注意すべき義務違反があるとまでいうことはできないとしたものの，②から⑤においては，患者の動静に注意すべき義務が満足に履行されていたとはいえないとして診療契約上の転倒防止義務違反があったと認めている．
- ③以降，患者の動静監視のために何らかの改善策がとられていたことをうかがわせる事情が認められないとしている．それは，看護計画やその実施についての記録が明瞭に記録されていないことによる．

4．の争点について
- 患者の転倒・転落をより少ない回数の限度で防止できた可能性は相当程度あったにもかかわらず，患者の適切な看護を受ける権利が侵害されたというべきとしている．
- また，病院が診療契約の付随義務として負う説明義務が適切に尽くされておらず，それが家族の訴訟提起の原因の一つであると認められるとしている．

表1　診療経過・症状などの事実（裁判所の認めた事実）の抜粋

日付	症状・診療経過
6月7日～	脳梗塞でX病院に緊急搬送された．CTにて左側頭頂部に脳梗塞の発症がみとめられ，心房細動により脳塞栓を起こしたものと診断されたが，梗塞が出血を伴うものであったために，再発予防薬（抗凝固薬）のワーファリンの投与は行われなかった． その後，Y病院へリハビリ目的で転院し，自宅療養となった．
9月28日	頭痛，めまい，吐き気でX病院受診するも，CTで異常なし．
10月8日～	台所で転倒しているところを発見され，X病院に救急搬送，ICUに入院．意識レベルJCSで10．見当識障害あり．超急性期は，意志疎通ほとんどできず，安静が保てず不穏状態続いたため，鎮静薬投与や手足，体幹の抑制を行った．
10月15日～	見当識が若干改善．坐位訓練，経口摂取訓練，車椅子へ乗車できるようになり，一般病室へ転室．抑制なし． 依然としてせん妄症状があり，患者は頻繁に動くため，ナースステーションに最も近い病室とし，ドアも開放した． 歩行器での歩行訓練，トイレ誘導開始．歩行は不安定で監視が必要だが，見当識障害が依然としてあり，患者が自分勝手に動く可能性があるため，注意を要する状況．ワーファリン2mg投与開始．
10月24日	このころから不眠傾向．深夜2時にベッド柵を叩くなど，その他多弁な様子がみられる．14時ころ，自分勝手に歩行しようとして廊下まで出てきた．
10月25日	深夜0：30看護師から入眠を促される．看護師らは歩行の危険性を説明し，指導したが，一度納得しても再度歩行しようとするなど，行動は改善されず．見守りや歩行しようとするときには歩行器での誘導などの対処を行った．ベッド柵は固定すると乗り越えようとする危険があることなどから，固定し続けることはしなかった． 早朝から興奮．夕食は全量摂取．21時よりベッド上で落ち着きなくごそごそしており，声かけすると多弁な状態．
10月26日 転倒①	1：30ころ，患者の部屋から物音が聞こえたため，看護師が駆けつけると，ベッド柵がはずされ，転倒した様子の患者がベッド下に横たわり，起き上がろうとしていた．看護師3名で，声をかけて広汎で尿で汚染されていた病衣を着替えさせ，ベッド上に臥床させた．右後頭部に直径約5cm程度の皮下血腫をみとめたが，意識レベル・麻痺の悪化などの神経症状はみられず，会話や反応に特段の異常は認められなかった．看護師はこの時点では医師に連絡せず，患者に臥床を促したが，眠る気配がなかったため，不眠時投与の指示に従いセルシン投与．患者は眠った．
これ以降～	以後，夜間不眠悪化． 独語，多弁，大声を出す，感情失禁，会話の不成立などみられ，状況に応じて鎮静薬の投与を行った．尿・便の失禁や尿意の訴えが多く，ベッド柵を頻繁に床に落とす，シーツや寝間着を汚す，室内をうろうろ歩くなどの問題行動もみられた． ⇒転倒を受けて患者に対して勝手に歩行しないように何回も説明，指導を繰り返したが，守られない可能性があったため，訪室や声かけを頻回に（昼間は1時間あくことはなく，夜間は，巡回は2時間おきだが，同室者の処置などもあり，2時間あくことはない程度）することで対処． ワーファリンは念のため中止．11月5日から再開．
11月18日～	鎮静薬注射からレンドルミン服用へ変更．夜間は依然として断眠． 廊下での歩行ができるようになり，歩行時にはナースコールを押すように声かけしていたが，1人での歩行がしばしばあった．
11月27日 転倒②	23：00ころ，ベッドより落ちる音に当直看護師が駆けつけると，転落した様子の患者が失禁して布団とともにベッド下の床にいるところを発見． 右頬部にピンポン玉大の皮下血腫．意識レベル，麻痺の状況変化なし． 翌朝，右頬の腫れはあったが，痛み消失．
11月末	家族（次男）面会．右頬の包帯を見て転倒を疑い，看護師に尋ねたところ，「ベッド柵が落ちる音で病室に行くので大丈夫です」という説明しかなく，病院の看護体制に対し不審に思った．
12月11日	20：00，ベッド周辺をウロウロして布団を落としたり，柵をはずしたりし，床頭台の机をはずしてその上に放尿．
12月14日 転倒③	5：40ころ，ベッドから転倒して，ベッドサイドに座り込むようなかたちで右肩と腰を打ったといって痛みを訴える．頭部痛を訴え，感情失禁あり． ⇒看護師は，腫れや打撲の外傷はないと観察．
12月16日 転倒④	18：00ころ，夕食前より落ち着きなくイライラしていて，ベッドサイドで転倒しているのが発見される． 19：00ころ，息子が来院し，その後入眠するが，浅眠． ⇒看護師は，打撲などの膨張をみとめ，痛みの訴えもなく，会話や反応に特段の異常はみとめられないと観察．
12月17日 転倒⑤	18：00ころ，ベッドから上半身がずり落ちているのが発見される． 患者は頭部を打ったと述べ，頭を打った様子であったが，看護師は，打撲などの膨張をみとめず．
12月21日	21：00，頭痛，吐き気なく，会話や反応のレベルに変化なし．
1月2日	リハビリ目的で転院． 転院先Y病院で突然意識障害を生じ，X病院へ転送．CTにより左前頭部に慢性硬膜下血腫みられ大学病院へ転医し穿頭血腫除去術施行．

津地裁H16（7）第349号，H17（7）第215号より

看護の視点から問題点を明らかにする

- 裁判の結果のみならず，看護の視点でこの事案をみた場合は，診療経過・症状などの事実（裁判所の認めた事実）を読むかぎり，患者アセスメント，および看護対応不足を強く感じる．
- 患者アセスメントは，治療にかかわって病態変化を最も把握している医師，リハビリのPT，看護師らのチームで共通認識する必要があり，そうしなければこのような難しい患者の対応はできない．
- 転倒・転落は病態との密な関係があり，転倒・転落してもおかしくない病状というのがある．この事例はその典型ともいえるのではないだろうか．患者に発症している意識障害の状況や看護観察は多々書かれているものの，その対応は不足しているといわざるをえない．
- 問題点とその対応については医師，看護師間の協力体制が必要である．初回においては，やむを得ずという側面はあると思うが，1回目から1か月後に，2回目そしてその後の数日間に3～5回の転倒をしている．
- 2回目の転倒以降，患者には明らかな異常行動がみられている．この異常行動の原因は何なのか．微細な多発性の脳梗塞の発症か，それによる意識障害か，認知症か，頭部外傷か家族への説明もないまま転倒が繰り返し起きているという事実こそが問題であると思う．
- その結果が慢性硬膜下血腫である．転倒直後に腫れや皮下血腫，意識レベルの変化がないから大丈夫と看護師が判断してしまうことが，実は一番危険であり，家族の不信は避けられないものとなってしまった．
- **争点**1においては，病院の主張に説得力はなかったが，裁判所は患者側の要求を退けて病院側の主張を認めている．
- ここで注目したいのは，患者側から転倒防止対策としてもち出された身体拘束の判断である．身体拘束の適応は「切迫性」「非代替性」「一時性」とされているが，ここでは当患者に「転倒・転落を完全に防止しようとすれば常時身体拘束をすることになり，一時的措置にとどまらない」として，身体拘束をしなかった病院に軍配をあげている．
- 急性期病院や介護施設など，その性格や背景を適切に考慮し，説明と同意，そして信頼できる対処法に改善していく必要がある．
- その他の患者側から出された転倒防止対策の要求については理解できるものもある．常時24時間体制による監視は，制度的に現実にはマンパワーで無理とわかっているが，すこしでも実現化に努力していこうと，現場では患者行動に伴うセンサ（患者の動きを感知して転倒という危険事態にならないように看護師に教える離床センサなど）の使用を施行している．

患者の安全を守るという視点に立つ

- この判例から得る教訓は，1つにインフォームド・コンセントの不足にある．医師も看護師も患者家族に対して責任をもって説明責任を果たしてい

ない点である．
- 2つめに，私たち看護師における患者アセスメントの不足である．患者状態をあらゆる側面からアセスメントし，患者行動や患者要因を把握することから，転倒・転落防止がスタートしていくのである．
- この事例は平成13年に発生し，判決は平成18年に出されている．現在に至るまで，転倒・転落防止についての検討や研究が行われ，どの施設でもさまざまな防止対策を実施してきている．
- また，患者アセスメントシートにより転倒の危険性のある患者を事前に抽出して防止対策をとっている．
- 前記した離床センサの使用やベッド本体，サイドレール(柵)などの改良された用具による物的対策，トイレの転倒予防対策などの設備・施設構造面での改良も行われている．
- さらに，多職種チームによるカンファレンス，患者ラウンドのほか，転倒防止に向けた患者説明用紙の作成配布，転倒に関する映像をみて転倒防止に患者自身が参加する，医療者への転倒防止危険予知トレーニングの実施，なども大切にしたい．
- 判決時の状況から大きく変化してきていることを再認識して，患者の安全を守るという視点で取り組み続けたいものである．

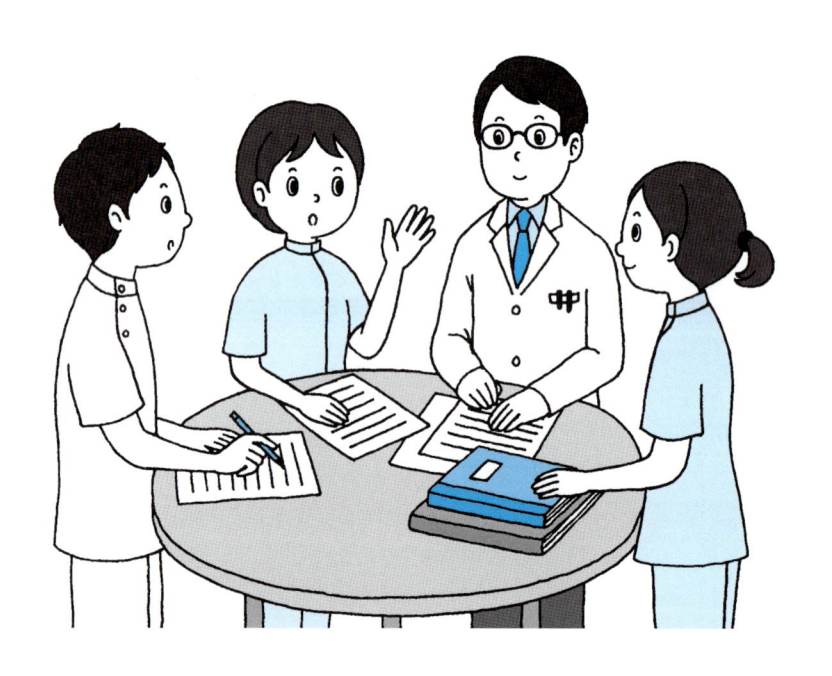

INDEX

欧文 A, B, C……

BZ系睡眠薬 ………………………… 32
care plan …………………………… 61
CP …………………………………… 61
educational plan ………………… 61
EP …………………………………… 61, 62
H₂ブロッカーによるせん妄 …… 35
Japan Coma Scale ……………… 68
JCS ………………………………… 68
KY …………………………………… 72
　　──活動 …………………… 124
KYT ……………………………… 72, 124
　　──基礎4ラウンド法 ……… 124
　　──の適用例 ………………… 129
　　──の方法 …………………… 127
　　──の目的 …………………… 135
　　映像による── …………… 133
　　新人看護師に対する── … 131
KYTシート ……………………… 128
　　──記入例 ………………… 130
manual muscle test ……………… 68
Medical Risk Management …… 89
MMT ………………………………… 68
MRM ………………………………… 89
m-SHELモデル …………………… 8, 9
National Demonstration Project on TQM
　　for Health ……………………… 2
NDP ………………………………… 2
observation plan ………………… 61
OJT ………………………………… 131
on-off現象 ………………………… 29
on the Job Training …………… 131
OP ………………………………… 61, 62
therapeutic plan ………………… 61
Tmax ……………………………… 33
total quality management ……… 2
TP ………………………………… 61, 62
TQM ………………………………… 2
wearing-off ……………………… 29

あ い, う, え, お

アセスメントシート …………… 51
　　──作成の手順 …………… 46
　　──の活用 ………………… 53
　　──の記入方法 …………… 69
　　──の作成 ……………… 45, 46
　　──の使用方法 …………… 68
　　──の適用基準 …………… 53
　　──の適用結果 …………… 55
　　──の適用手順 …………… 54
　　──の動向 ………………… 43
　　──の目的 ………………… 42
アップウォーク ………………… 121
あゆみちゃん …………………… 117
アリセプト ……………………… 30
アルツハイマー病 ……………… 24
安全ラウンド …………………… 120
　　──による環境調整 ……… 119
一時性 ………………………… 82, 83
医療のTQM実証プロジェクト … 2
運動失調 ………………………… 31
運動性失語 ……………………… 22
運動要因 ………………………… 9
エムシェルモデル ……………… 8

か き, く, け, こ

介助のためのバー ……………… 112
外来での転倒・転落場面 ……… 93
下肢筋力低下 …………………… 26
片麻痺 …………………………… 25
仮面様顔貌 ……………………… 28
加齢による身体能力の変化 …… 18
簡易式転倒チェックシート …… 37
感覚性失語 ……………………… 22
感覚要因 ………………………… 9
環境要因 ……………………… 9, 21
看護計画記載内容
　　──の基準 ………………… 62
　　──の注意点 ……………… 62
看護計画書
　　転倒・転落事故対策を含めた── … 61
看護計画の活用 ………………… 60
看護計画の観点 ………………… 61
看護計画立案のプロセス ……… 61
観察計画 ……………………… 61, 62
患者行動をキャッチする方法 … 87
患者の置かれた「環境」 ………… 6
患者の「行動」要因 ……………… 6
患者の「動作能力」要因 ………… 6
患者要因 ………………………… 9
　　──の検証 ………………… 56
　　──の追究 ………………… 56
緩衝マット …………………… 89, 118
管理要因 ………………………… 9
危険度基準 ……………………… 55
危険要因の抽出 ………………… 46
危険予知 ………………………… 72
危険予知トレーニング ……… 72, 124
ギャバロン ……………………… 30
教育・指導計画 ……………… 61, 62
教育ツール ……………………… 71
起立性低血圧 …………………… 31
筋弛緩作用 ……………………… 31
クリップ式車椅子センサ …… 117
クリップ式センサ ……………… 114
車椅子用センサ ………………… 117
ケア計画 ……………………… 61, 62
ケアの工夫 ……………………… 118
経口ステロイド ………………… 39
結果回避義務 …………………… 138
結果予見義務 …………………… 138
血小板・凝固因子に異常を起こす薬物 … 39
下痢 ……………………………… 31
　　──を起こす薬物 ………… 35
現状把握 ………………………… 125
抗がん薬 ………………………… 35
　　──により起こる神経障害 … 36
抗血栓薬 ………………………… 39
抗コリン作用 …………………… 34
高次要因 ………………………… 9
行動要因 ………………………… 20
行動要因となる病態 …………… 22
高齢者の特徴 …………………… 19
骨折リスク ……………………… 39

——を高める薬物 ································ 38
骨粗鬆症の危険因子 ································ 38
コードレスセンサ ································ 114
コミュニケーションツール ························ 72
コミュニケーションの工夫 ························ 24
コムタン ·· 30

さ　し, す, せ, そ

最高血中濃度到達時間 ····························· 33
サイドコール ······································ 115
サイドレール ······································ 111
座・コール ··· 117
座面センサ ·· 117
三角KYT ·· 124
ジギタリス製剤による中毒 ························ 35
事故が起きたあとの段階 ··························· 12
事故が起こる前の段階 ····························· 12
事故が発生した場合の記録 ························ 72
事故発生への過程 ································· 12
事故分析 ·· 12
事故報告書から抽出された危険要因 ············ 47
事故報告書の適用 ································· 90
事故を起こす危険性のない患者 ·················· 54
事故を起こす危険性を高める要因 ··············· 47
事故を起こす危険性を低める要因 ··············· 47
失語 ·· 22
失語症の分類 ······································· 22
失神 ·· 31
ジブレキサ ··· 31
ジャパン・コーマスケール ························ 68
出血傾向をきたす薬物 ····························· 39
床上センサ ·· 114
視力障害 ·· 31
神経障害 ·· 35
　抗がん薬により起こる—— ····················· 36
神経毒性 ·· 36
振戦麻痺 ·· 27
身体能力の変化
　加齢による—— ·································· 18
身体抑制 ·· 82
　——の観察と指示 ······························· 85
　——の3要件 ····································· 83

——フローチャート ································ 84
睡眠薬 ·· 32
　——の筋弛緩作用 ································ 33
　——の種類 ·· 32
数量化Ⅱ類 ························ 46, 47, 52, 56
すくみ足 ··· 29
切迫性 ··· 82, 83
せん妄
　H₂ブロッカーによる—— ························ 35
せん妄状態 ·· 31
せん妄を起こす薬物 ································ 34
総合的品質管理 ······································· 2
ソフト要因 ·· 9
損害賠償 ··· 138

た　ち, つ, て, と

対策樹立 ··· 129
対策立案ツール
　——の運用 ·· 91
　——の管理 ·· 91
　——の検証 ·· 91
　——の作成 ·· 91
大量水負荷 ·· 37
多剤併用による影響 ································ 37
注意義務 ··· 138
タッチコール ······································ 115
タッチセンサ ······································ 115
脱力 ·· 31
立てるんバー ······································ 113
多変量解析 ·· 52
短時間型睡眠薬 ····································· 33
注意力低下 ·· 31
中間型睡眠薬 ······································· 33
長時間型睡眠薬 ····································· 33
超短時間型睡眠薬 ·································· 33
低血糖 ·· 31
定常的な環境 ··· 6
低床ベッド ·· 89
転倒後不安症候群 ····································· 4
転倒・転落アセスメントシート ·················· 42
　——の記入 ·· 77
転倒・転落が起きた場合の対応 ·················· 79

転倒・転落緩和策 ································ 118
転倒・転落事故 ······································· 2
　外来での—— ····································· 93
　——対策を含めた看護計画書 ·················· 61
　——低減 ···································· 86, 89
　——低減の推進手順 ····························· 92
　——展開表 ··································· 9, 11
　——における法的責任 ························ 138
　——発生状況の把握 ······························ 9
　——報告書フォーマット ······················· 14
転倒・転落の環境要因 ······························· 7
転倒・転落の危険因子 ······························· 7
転倒・転落の原因となる薬物 ····················· 31
転倒・転落の要因 ···································· 6
　病態によらない—— ····························· 20
　病態による—— ·································· 22
転倒・転落防止対策
　——一覧 ·· 88
　——のシステムアプローチ ····················· 60
　——のシステムフロー ·························· 68
　——のフローチャート ·························· 69
転倒・転落防止対策説明用紙 ············· 76, 77
転倒・転落予防策 ································ 118
転倒・転落リスク ···································· 6
転倒の機序
　薬物による—— ·································· 31
転倒防止看護計画 ·································· 61
　——適用によるメリット ······················· 71
　——の課題 ·· 72
　——の効果 ·· 70
　——の評価 ·· 70
転倒防止看護計画作成の手順 ····················· 63
転倒防止看護計画書
　——記入例 ······················ 64, 65, 66, 67
　——の作成 ·· 62
　——の選択 ·· 69
転倒防止ガイドライン ······························· 4
トイレの工夫 ······································ 122
動作能力低下要因 ···································· 6
動作能力要因 ······································· 21
動作能力要因となる病態 ··························· 25
頭部打撲時
　——の対応フロー ························ 80, 81

——の問診・視診のポイント ……… 81
徒手筋力テスト ……………………… 68
度数比率表 …………………………… 48
突発的な環境 …………………………… 6

な　に，ぬ，ね，の

内耳障害 ……………………………… 31
内的要因 ………………………………… 9
ナースコール要因 …………………… 57
入院時オリエンテーション ……… 76
　幼児の—— ……………………… 78
入院時カンファレンス …………… 120
入眠障害 ……………………………… 33
認知症 ………………………………… 24
眠気 …………………………………… 31

は　ひ，ふ，へ，ほ

徘徊 …………………………………… 24
パーキンソン症候群 ………………… 31
パーキンソン病 ……………………… 27
ハルシオン …………………………… 31
バルビツール酸系睡眠薬 ………… 32
半側空間無視 ………………………… 24
判例 ………………………………… 138
非代替性 ………………………… 82，83
左片麻痺対策 ………………………… 24
左半側空間無視 ……………………… 24
　1人KYT ………………………… 124
非バルビツール酸系睡眠薬 ……… 32

非プロセス型の事例 ……………… 134
非プロセス型の事故 ………………… 3
非ベンゾジアゼピン（BZ）系睡眠薬 … 32
ヒューマンファクター工学 ………… 8
病床環境調整 ……………………… 110
病態によらない転倒・転落要因 … 20
病態による転倒・転落要因 ……… 22
貧血 …………………………………… 37
頻尿 …………………………………… 31
　——を起こす薬物 ……………… 35
不眠症のタイプ ……………………… 33
ふらつき ……………………………… 31
不慮の事故 …………………………… 4
プロセス型の事例 ………………… 133
プロセス型の事故 …………………… 3
分岐ハーネス ……………………… 119
ベッド柵 …………………………… 112
ベッド内蔵離床センサ ……… 115，116
ベッドの配置 ………………… 111，112
ベッド配置の工夫 ………………… 25
ベッド周りの予防策 ……………… 119
ベンゾジアゼピン（BZ）系睡眠薬 … 32
ベンチマーキング ………………… 57
法的責任
　転倒・転落事故における—— … 138
補助バー …………………………… 112
本質追求 …………………………… 129

ま　み，む，め，も

民事責任 …………………………… 138

めまい ………………………………… 31
目標設定 …………………………… 129

や　ゆ，よ

薬物
　血小板・凝固因子に異常を起こす——
　　……………………………………… 39
　骨折リスクを高める—— ……… 38
　出血傾向をきたす—— ………… 39
　せん妄を起こす—— …………… 34
　転倒・転落の原因となる—— … 31
　——による転倒の機序 ………… 31
　頻尿・下痢を起こす—— ……… 35
　リスクとなる—— ……………… 30
　離脱反応を起こす—— ………… 35
床センサ …………………………… 116
与薬事故 ……………………………… 3

ら　り，る，れ，ろ

離床CATCH ……………………… 116
離床センサ …………………… 87，113
リスクとなる薬物 ………………… 30
離脱反応 ……………………………… 34
　——を起こす薬物 ……………… 35
療養環境 ……………………………… 7
倫理的ジレンマ …………………… 82
老化現象 …………………………… 19

転倒・転落防止パーフェクトマニュアル[KYT用DVD付き]

2012年7月1日　　初　版　第1刷発行
2018年4月23日　　初　版　第3刷発行

編　著	杉山　良子（すぎやま　よしこ）
発行人	影山　博之
編集人	向井　直人
発行所	株式会社 学研メディカル秀潤社 〒141-8414　東京都品川区西五反田2-11-8
発売元	株式会社 学研プラス 〒141-8415　東京都品川区西五反田2-11-8
ＤＴＰ	株式会社センターメディア
印刷所	株式会社シナノパブリッシングプレス
製本所	株式会社若林製本工場

この本に関する各種お問い合わせ先
【電話の場合】
● 編集内容については Tel 03-6431-1237（編集部）
● 在庫については Tel 03-6431-1234（営業部）
● 不良品（落丁，乱丁）については Tel 0570-000577
　学研業務センター
　〒354-0045　埼玉県入間郡三芳町上富279-1
● 上記以外のお問い合わせは Tel 03-6431-1002（学研お客様センター）
【文書の場合】
● 〒141-8418　東京都品川区西五反田2-11-8
　　学研お客様センター『転倒・転落防止パーフェクトマニュアル[KYT用DVD付き]』係

©Y. Sugiyama　2012.　Printed in Japan
● ショメイ：テントウテンラクボウシパーフェクトマニュアルケイワイティーヨウディーブイディーツキ

本書の無断転載，複製，頒布，公衆送信，翻訳，翻案等を禁じます。
本書に掲載する著作物の複製権・翻訳権・上映権・譲渡権・公衆送信権（送信可能化権を含む）は株式会社学研メディカル秀潤社が管理します。
本書を代行業者等の第三者に依頼してスキャンやデジタル化することは，たとえ個人や家庭内の利用であっても，著作権法上，認められておりません。

JCOPY〈出版者著作権管理機構委託出版物〉
本書の無断複写は著作権法上での例外を除き禁じられています。複写される場合は，そのつど事前に，出版者著作権管理機構（電話 03-3513-6969，FAX 03-3513-6979，e-mail: info@jcopy.or.jp）の許諾を得てください。

　　本書に記載されている内容は，出版時の最新情報に基づくとともに，臨床例をもとに正確かつ普遍化すべく，著者，編者，監修者，編集委員ならびに出版社それぞれが最善の努力をしております。しかし，本書の記載内容によりトラブルや損害，不測の事故等が生じた場合，著者，編者，監修者，編集委員ならびに出版社は，その責を負いかねます。
　　また，本書に記載されている医薬品や機器等の使用にあたっては，常に最新の各々の添付文書や取り扱い説明書を参照のうえ，適応や使用方法等をご確認ください。

株式会社 学研メディカル秀潤社